PRAXIS UND KLINIK

1. Auflage 2003
168 Seiten mit 316 Farbfotos
Format 29,0 x 23,0 cm
Hardcover mit Schutzumschlag

Druck und Verarbeitung:
Bonifatius GmbH
Druck Buch Verlag
Paderborn

ISBN: 3-00-010573-5

Die Fotos und Texte für diese Veröffentlichung wurden dem Herausgeber mit Genehmigung der Planer und Fotografen zur Verfügung gestellt. Nachdruck und jegliche Art der auszugsweisen Wiedergabe bedürfen der schriftlichen Zustimmung der Autoren und Urheber.

Umschlagmotiv:
Herz- und Diabeteszentrum Bad Oeynhausen
Planung / Entwurf: B+K Bauplanung GmbH
Foto: André Becker

PRAXIS UND KLINIK
GESTALTUNG FUNKTION ÖKONOMIE

INES TEICHERT RALF SPREKELMEYER MARKUS STEINBERG

INHALT

6	VORWORT	
9	GEDANKEN ZUR PRAXIS	
10	PRIVATKLINIK	NORTHEIM
12	CHIRURGISCHE PRAXIS	NORTHEIM
14	ZAHNARZTPRAXIS	MÜNCHEN
16	LASERKOSMETISCHES INSTITUT LCM	SUNDERN
18	PRAXIS FÜR PHYSIOTHERAPIE	KIRCHHEIM
20	PRAXIS FÜR ALLGEMEINMEDIZIN	DILLENBURG
22	FRANZISKUS HOSPITAL	MÜNSTER
24	ZAHNARZTPRAXIS	DÜSSELDORF
26	DIALYSEZENTRUM	UNNA
28	GRUNDLAGEN DER PLANUNG	
38	GEMEINSCHAFTSPRAXIS	MARKTREDWITZ
40	KLINIKUM HOHE WARTE	BAYREUTH
44	PRAXIS FÜR KINDERHEILKUNDE	DÜSSELDORF
46	ZAHNARZT	WÜRZBURG
48	ORTHOPÄDIEPRAXIS	FRANKFURT AM MAIN
50	INTERNISTISCHE PRAXIS	BERGISCH GLADBACH
52	KRANKENZIMMER FRAUENSTATION	AACHEN
54	REHABILITATIONSKLINIK	BAD SASSENDORF
56	LICHT ALS THERAPIE	
64	MUSTERZIMMER MARIENHOSPITAL	OELDE
68	STÄDTISCHES KLINIKUM ST. GEORG	LEIPZIG
72	ZAHNARZTPRAXIS	MÜNCHEN
74	GYNÄKOLOGISCHE PRAXIS	WARSTEIN
76	HERZ- UND DIABETESZENTRUM	BAD OEYNHAUSEN
78	NEUROLOGISCHE PRAXIS	MÖNCHENGLADBACH
80	ORTHOPÄDISCHE PRAXIS	DORTMUND
82	GEMEINSCHAFTSPRAXIS	SPIESEN-ELVERSBERG
84	NATURHEILPRAXIS	BAD TÖLZ

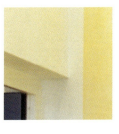
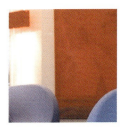
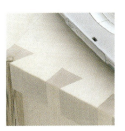

INHALT

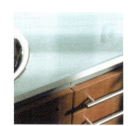

HYGIENEMANAGEMENT ... 86
    DIALYSEZENTRUM — SÜDDEUTSCHLAND ... 92
    ORTHOPÄDISCHES CHIRURGIEZENTRUM — MÜNCHEN ... 96
    PRAXIS FÜR ALLGEMEINMEDIZIN — REDNITZHEMBACH ... 98
    CHIRURGISCHE PRAXIS — HANNOVER ... 100
    ZAHNARZTPRAXIS — ROTTWEIL ... 102
    RADIOLOGISCHE PRAXIS — MERZIG ... 104
    PRAXISKLINIK LINKS AM RHEIN — KÖLN-RODENKIRCHEN ... 106
    PRAXIS FÜR KIEFERORTHOPÄDIE — MARBURG / LAHN ... 108

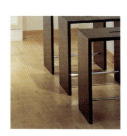

EDV IN DER PRAXIS ... 110
    PRAXIS FÜR ZAHNÄRZTLICHE FUNKTIONSDIAGNOSTIK — HAMBURG ... 114
    GEBURTENSTATION — MÜNCHEN ... 118
    ORTHOPÄDIE- UND REHABILITATIONSZENTRUM — COTTBUS ... 120
    ZAHNARZTPRAXIS — BOTTROP ... 122
    PRAXIS FÜR PSYCHOTHERAPIE / PSYCHIATRIE — KÖLN ... 124
    PRAXIS FÜR KRANKENGYMNASTIK — LEICHLINGEN ... 126
    PUR...FÜR SCHÖNE HAUT - HAUTSTUDIO — ARNSBERG ... 128
    ZAHNARZTPRAXIS — HANNOVER ... 130

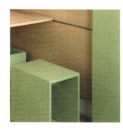

KOSTENMANAGEMENT ... 132
    MEDIAPARK KLINIK — KÖLN ... 136
    CHIRURGISCHE PRAXIS FÜR ORTHOPÄDIE — KÖLN ... 138
    ZAHNARZTPRAXIS — LAUBEN ... 140
    GESUNDHEITSZENTRUM — MÜNCHEN ... 142
    KLINIKUM — KARLSBAD-LANGENSTEINBACH ... 144
    ÄRZTEHÄUSER / GESUNDHEITSZENTREN — BAD LAER ... 146
    PRAXISKLINIK 2000 — FREIBURG ... 148
    ZAHNARZTPRAXIS — MEISENHEIM ... 150
    KINDERARZTPRAXIS — HAGEN A.T.W. ... 152

EPILOG ... 155
KONTAKTE PLANUNG UND ENTWURF ... 156
KONTAKTE AUSFÜHRUNG UND FERTIGUNG ... 160
KONTAKTE FOTOGRAFIEN UND BILDBEARBEITUNG ... 162
EIN BESONDERER DANK ... 167

VORWORT

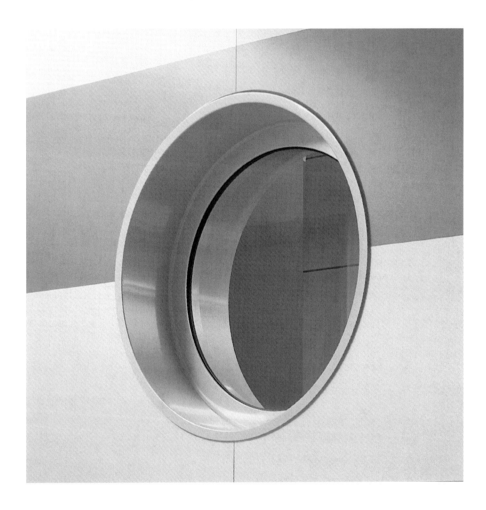

Das Durchschnittliche gibt der Welt ihren Bestand, das Außergewöhnliche ihren Wert.

Oscar Wilde

VORWORT

Den weitaus größten Teil unseres Lebens verbringen wir in vom Menschen geschaffener oder geprägter Umwelt - zu Hause, am Arbeitsplatz, im Auto, Theater, in der Uni, in Restaurants, Hotels, Museen,... Studien ergaben, dass wir uns nahezu 80 % der Zeit in Innenräumen aufhalten, Räumen, die wir beeinflussen und die uns beeinflussen.

In Abhängigkeit von ihrem Gesamterscheinungsbild können Räume sehr unterschiedliche Reaktionen bei uns hervorrufen. Gefühle wie Sicherheit, Wärme, Freude und Geborgenheit aber auch Kälte, Enge bis hin zu Platzangst können ausgelöst werden.

Die uns umgebenden Räume üben demzufolge einen nicht zu unterschätzenden Einfluß auf unser geistiges und damit auch auf unser körperliches Wohlbefinden aus. Um so wichtiger erscheint es, entsprechend verantwortungsbewußt und gleichzeitig sensibel bei ihrer Planung und Gestaltung vorzugehen.

Mit unserem Buch greifen wir den speziellen Bereich der Innenarchitektur Praxis und Klinik auf; Orte, speziell geschaffen für die Beratung und Behandlung erkrankter Menschen. Wie funktional, strukturiert und wie gut organisiert die Räumlichkeiten eines solchen Ortes sind, ist von entscheidendem Einfluß auf die Arbeitsabläufe und damit auf die Qualität und Effizienz der vom Arzt und seinen Mitarbeitern zu erbringenden Leistungen.

Neben der Funktionalität der Architektur und Innenarchitektur ist besonders die Farb- und Formsprache ein wichtiger Aspekt. Jeder kennt die Wirkung, die freundliche und harmonische Räume auf uns haben. Sie erfreuen und beflügeln uns. Die Symbiose aus Form und Funktion bildet demzufolge die Grundlage für ein gesundes Arbeitsklima und damit eine motivierte Arbeitsatmosphäre.

Davon profitieren neben dem Team aus Arzt und seinen Mitarbeitern in erster Linie die Patienten. Ihnen sollte das Hauptaugenmerk gelten. Sie suchen den Arzt mit der Bitte um Rat und Hilfe auf. Dabei entscheidet bei der Wahl der Praxis oder Klinik nicht allein die fachliche Kompetenz des Arztes. Vielmehr definiert sich diese neben der Behandlung, Beratung und Betreuung auch maßgeblich über seine Arbeitsräume.

Die Qualität der sorgfältig konzipierten Praxis oder Klinik unterstreicht bzw. betont die Qualität der medizinischen Leistungen. Sie ist Ausdruck der Philosophie und Persönlichkeit des Arztes und seines Teams. Nicht zuletzt ist das eine wichtige Voraussetzung für erfolgreiche Patientengewinnung und deren dauerhafte Bindung und daraus resultierend für den wirtschaftlichen Erfolg der Praxis oder Klinik.

Anliegen dieses Buches ist es, anhand von unterschiedlichen und individuellen Beispielen Innenräume erfahrbar zu machen. Wir möchten aufzeigen, das eine konzeptionell und gestalterisch anspruchsvolle Praxis, als Resultat der Zusammenarbeit von Arzt und Planer, dem spezifischen Leistungsangebot /Fachgebiet des Arztes und gleichzeitig den Ansprüchen des Patienten besser gerecht werden kann.

Die Autoren

DEFINITION

Praxis <gr.-lat.> die;-,...xen:
1. (ohne Plural) Anwendung von Gedanken, Vorstellungen, Theorien o. A. in der Wirklichkeit; Ausübung, Tätig-Sein, Erfahrung; Ggs Theorie (2a); vgl. in praxi
2. (ohne Plural) durch praktische Tätigkeit gewonnene Erfahrung,
3. Handhabung, Verfahrensart, t Praktik (1).
4. a) gewerbliches Unternehmen, Tätigkeitsbereich, bes. eines Arztes od. Anwalts;
   b) Arbeitsräume eines Arztes od. Anwalts

PRAXIS UND KLINIK

INTERPRETATION

PRAXIS zu haben bedeutet über Erfahrung zu verfügen. Erfahrung im Beruf als berufliche Praxis, im Leben als Lebenspraxis oder allgemein, tätig sein im Sinne des Anwendens von Gedanken oder sagen wir Ideen in einer Wirklichkeit. Daneben findet der Begriff auch Verwendung um den Raum, in welchem der Arzt seinem Beruf nachgeht zu bezeichnen.

Die Praxis ist kein gewöhnlicher Raum, ist Arbeitsraum und lässt sich doch mit allgemeinen Werkräumen kaum vergleichen. Die Differenz zur Werkstatt, zum Studio gründet sich im Wesentlichen durch das Gegenüber, dem "Gegenstand" der Behandlung, dem menschlichen Körper selbst. Den äußerst technisch-rationalen oder bürokratischen Funktionen, die den praktischen Grund vieler Vorgänge bilden, widerspricht die Sorge um die schwer zu wägende Gestimmtheit des Patienten.

Der Zusammenhang von Funktion im Sinne von Praktisch sein, sich in der Praxis bewähren, im Technischen perfekt zu funktionieren ist die Grundlage unserer Überlegungen, wenn wir in Gesprächen mit einem Auftraggeber die Planungsarbeit beginnen. Die eigentlich künstlerische Aufgabe beginnt mit der Modifikation dieser Notwendigkeitselemente in ein bildhaft räumliches Ganzes.

Formen sind nicht durch ihre physischen Grenzen beschränkt. Formen gehen vom Raum aus und modellieren ihn. Die Auswahl und Setzung dieser Elemente wie auch die Wahl und Platzierung der Stoffe, der Hölzer und Farben, des Lichtes bilden über dem funktionalen Raster des Ortes ein komplex ineinander greifendes Etwas, welches wir Gestaltung nennen. Als Gestalter sind wir die ersten Betrachter unserer Räume und auch wir müssen uns erst in diese Stimmung hineinarbeiten, die der Raum ausstrahlen soll. Durch die Aktivität unseres Handelns soll Ruhe und Heiterkeit in ein Produkt eindringen, welches in seiner konkreten Form Einfluss zu nehmen versucht auf die mögliche Empfindung einer Person innerhalb des Raumes. Dieses nennen wir die Konstruktion von Atmosphäre.

Je nach Altersgruppe, Geschlecht oder Kultur werden sich die Elemente, an denen man sich Wohl befindet, unterscheiden. Demnach müssen wir eine Kinderarztpraxis notwendigerweise anders als eine gynäkologische Praxis und diese wiederum anders als eine chirurgische Klinik konzipieren. Die Empfindung der einzelnen Person in seiner menschlichen Dimension sollte uns hier bewusst und wertvoll sein, denn die Praxis als Produktionsraum muss sich aus elementar humanitären Gründen von anderen Arbeitsräumen unterscheiden. Dort findet in der Regel eine allzu starke Versachlichung des Persönlichen statt. Der Gestalter, wie auch der Arzt, formt letztlich nicht durch Neutralität, sondern gerade erst durch die eigene Persönlichkeit sein Umfeld. In gegenseitiger komplementärer Ergänzung müssen beide Einfluss nehmen auf Gestimmtheit von Mensch und Architektur. So wird der Arbeitsraum selbst zum Heilmittel, zur Arznei und die Praxis somit Ort einer Heilkunst. Künstlerisch zu handeln bedeutet hier, die Aufmerksamkeit einer Wahrnehmung des möglichen Befindens, eine Analyse des Erlebens der eigenen Substanz. Das ist unsere berufliche Praxis.

Jörg Bussmann
Bildhauer

PRIVATKLINIK

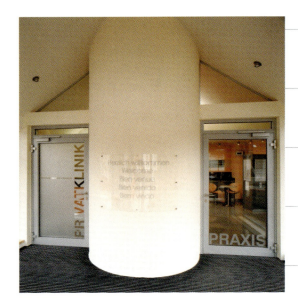

INNENARCHITEKTUR:
WKW - Warstein
Arno Konze

ARCHITEKTUR:
Architekturbüro Schmutzer,
Duderstadt

INNENAUSBAU:
WKW - Hagen a.T.W.
F.-J. Schniederbernd

KÜNSTLERISCHE BERATUNG:
Hinrich Gauerke
Hamburg

FOTOARBEITEN:
Frank Herrmann
Leinfelden-Echterdingen

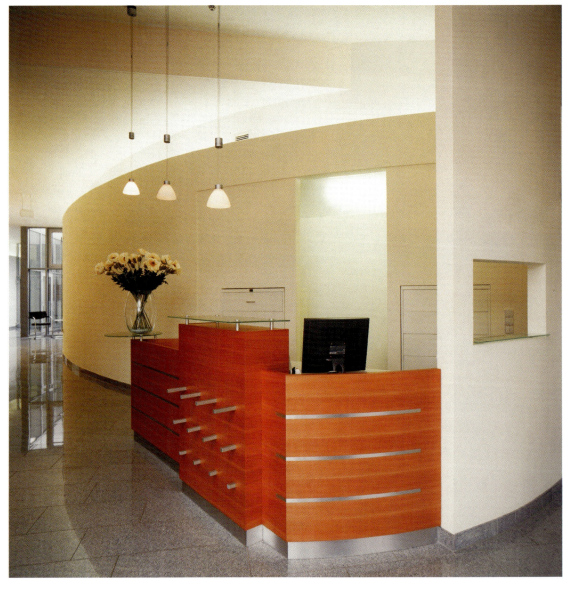

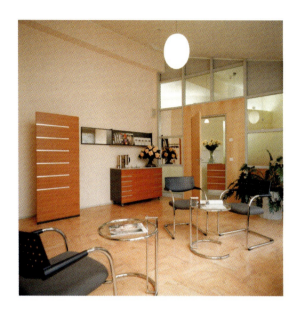

Wo gewöhnlich starre Formen den räumlichen Ausdruck prägen, scheinen hier die runden Wände zu schwingen, ohne die Decke zu erreichen. Wo sonst ein rechter Winkel von senkrechten und waagerechten Flächen gebildet wird, ist hier Licht und Luft. Die Architektur entlässt die Wand ihrer Mühe tragen zu müssen. Eine einfache Putzstruktur der Wandflächen unterstützt durch die freundlichen Pastelltöne diese bewegte Raumwirkung.

Der aus den Wänden entstehende freie organische Körper bildet den OP-Bereich und stellt die formale Trennung zwischen Privatklinik und chirurgischer Praxis dar. Die weiteren Funktionsbereiche gruppieren sich, durch einen hellen Gang getrennt, um dieses zentrale Herzstück.
Die organische Wegeführung weckt beim Durchschreiten Erwartungen und gespannte Aufmerksamkeit. Auf den Laufwegen ist Naturstein mit glänzender Optik verlegt, in den weiteren Räumlichkeiten ist es eine matte Sandstein-Optik. Das Mobiliar erhielt durch waagerechte Streifen eine Gliederung, die optisch Ruhe vermittelt und die Möbelflächen auflöst. Opake Glasflächen am Mobiliar verstärken den Eindruck von Leichtigkeit und Transparenz. Birnbaum mit seiner feinen Textur verleiht den Räumen eine warme Grundstimmung und zeitlose Eleganz.

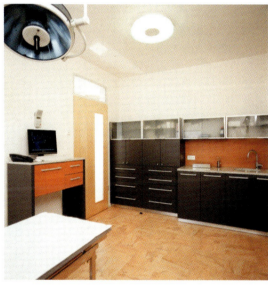

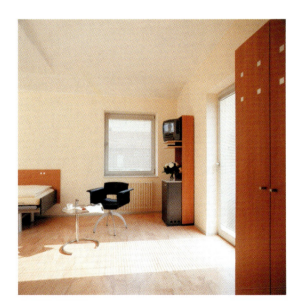

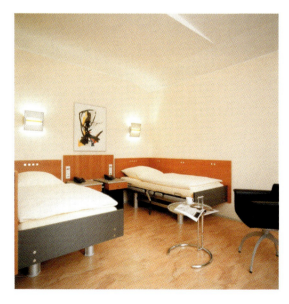

CHIRURGISCHE PRAXIS

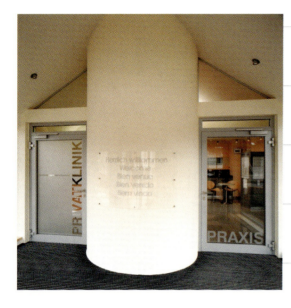

INNENARCHITEKTUR:
WKW - Warstein
Arno Konze

ARCHITEKTUR:
Architekturbüro Schmutzer,
Duderstadt

INNENAUSBAU:
WKW - Hagen a.T.W.
F.-J. Schniederbernd

KÜNSTLERISCHE BERATUNG:
Hinrich Gauerke
Hamburg

FOTOARBEITEN:
Frank Herrmann
Leinfelden-Echterdingen

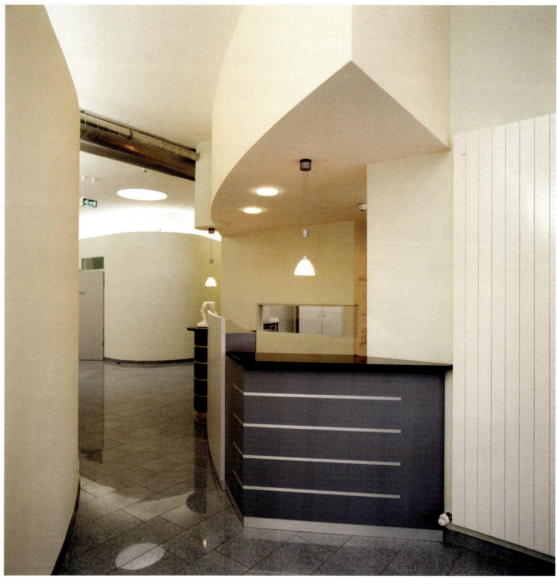

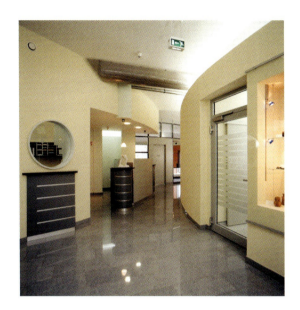

Die an die Privatklinik angrenzende chirurgische Praxis bedient sich ähnlichen Gestaltungsmitteln. Das Prinzip der organischen Form wird durch die Wände der angrenzenden Funktionsräume konsequent fortgeführt, welches eindrucksvoll durch den umlaufenden Lichtgraben bestärkt wird. Jeder kann die Harmonie dieser "modellierten Räume" über das Spiel von Licht, Form und Farbe spüren. Die Lichtöffnungen in der Decke korrespondieren in ihrer Form mit tragenden Säulen und mit dem Mobiliar. Die optische Trennung von Architektur und Innenraum wird so vermieden.

In den Verkehrsbereichen schaffen eingelassene Vitrinen Nischen, in denen wechselnde Kunstobjekte den Betrachter zum Verweilen einladen. Halbtransparente Türen unterbrechen Wände und öffnen Flächen, die allzu kompakt in ihrer Wirkung scheinen könnten. Waagerechte Ornamente in den Türen wie auch die Ornamentik des Mobiliars sind organisiert nach den Prinzipien der Ähnlichkeit. Hier experimentiert das architektonische Denken mit Variationen, so dass trotz unterschiedlicher Beschaffenheit und Differenz im Material ein harmonisches Ganzes entsteht.

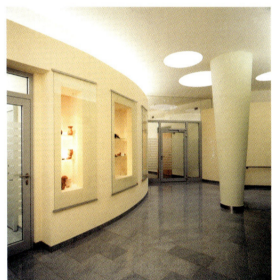

Der gräuliche Glanz des Granitbodens findet seine Entsprechung in der Gestaltung des Empfangs. Die sich an der Bodenfarbe orientierenden Oberflächen werden von Aluminiumstreifen gegliedert, die bündig in der Fläche eingelassen sind. Das Kreissegment über dem Counter "Terminvergabe" zeigt zwei stilisierte Menschenköpfe aus Glas, die den Dialog symbolisieren.

Das außergewöhnliche Konzept bietet Arzt, Mitarbeiter und Patient die Basis für eine hohe Qualität des Miteinanders.

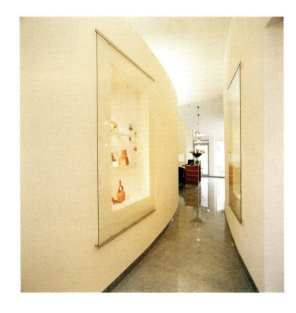

ZAHNARZTPRAXIS

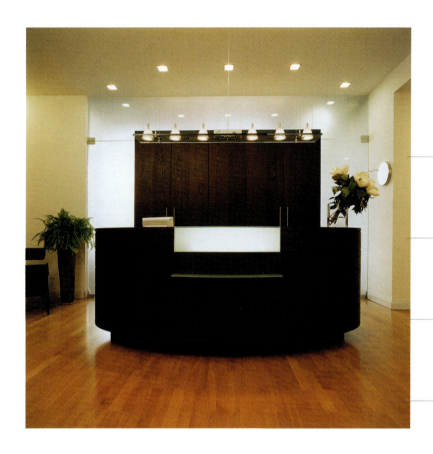

BAUHERREN:
Dr. Christoph Hardt
München

ARCHITEKTUR / LICHTPLANUNG:
RaumKonzepte Lore Liebhart
Bad Tölz

INNENAUSBAU:
Lebens-T-räume - Gestalten
Alv Kintscher, Sachsenkamm

FOTOARBEITEN:
Wolfgang Pulferl
München

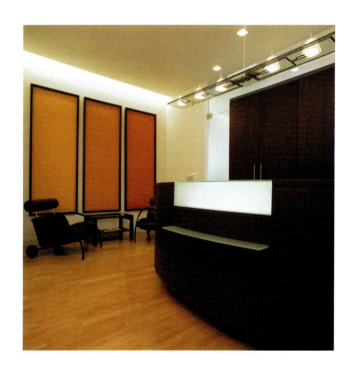
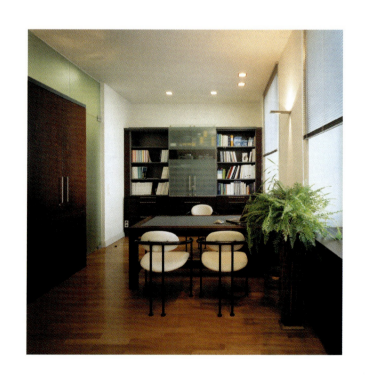

In einem denkmalgeschützten Altbau inmitten der Münchener Innenstadt entstand aus einer Büroetage diese zahnärztlich-parodontologische Fachpraxis auf einer Grundfläche von 118qm. Den zentralen Punkt der Praxiskommunikation bildet die repräsentative Empfangsinsel, um die sich alle weiteren Räume anordnen. Ein freistehender Schrank hinter der Insel bildet die Trennwand zwischen Empfang und dem angrenzenden Arztsprechzimmer. Umschlossen von profilloser, mattierter Verglasung löst dieser sich optisch von der Wand. Gleichzeitig gelangt ausreichend Tageslicht vom Besprechungszimmer in den innenliegenden Empfangs- und Wartebereich. Ein vom Patienten nicht einsehbarer Arztflur schafft für das Praxisteam einen Zugang zu den behandlungsrelevanten Räumen für Besprechung, Sterilisation und narkosebedingter Schleuse mit Aufwachraum.

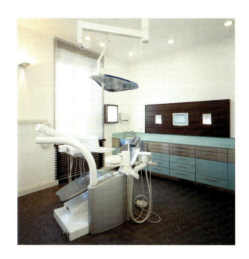

Das Farb- und Materialkonzept der Praxis wird dominiert von dem dunklen Holzton der Möbel und Einbauten. Im Kontrast dazu werden weiße Wände und grünlich schimmerndes Glas kombiniert. Dieser verstärkte Einsatz von Glas - mattiert als Raumteiler oder farbig lackiert als Arbeitsplattenoberfläche - unterstreicht den Eindruck von Transparenz und Eleganz. Letzteres wird noch betont durch die Verwendung von dunklem Schiefer und anthrazitfarbenem Linoleumbelag in den Behandlungsräumen.
Um einen zu strengen und sachlichen Eindruck im Empfangsbereich zu vermeiden, wurden hier ein heller Eichenboden eingesetzt und Stoffbilder in warmen Erdfarben aufgehängt, die sowohl kontrastierend als auch schalldämmend wirken.
Bewusst zieht sich die Komposition der verwendeten Materialien und Farben durch die gesamte Praxis und kann sich durch individuell gefertigte Möbel bis in das kleinste Detail fortsetzen.

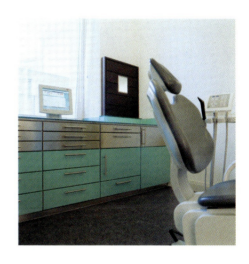

Eine optisch zurückhaltende, blendfreie, teils indirekte Grundbeleuchtung im Innenbereich kombiniert mit einzelnen Lichtakzenten an den Wänden und dem "Lichtsolitär" über dem Empfangsmöbel runden die in sich ruhende aber spannungsreiche Gesamtatmosphäre ab.
Behandlungs- und Besprechungsbereiche erfahren eine ausgewogene Mischung von Tages- und Kunstlicht zur optimalen Patientenversorgung.
Das Praxiskonzept, die individuellen Bedürfnisse des Menschen in den Mittelpunkt zu stellen und eine räumlich großzügige und ruhige Atmosphäre zu schaffen, um das persönliche Gespräch und die entspannte Behandlung zu gewährleisten, wurde durch eine klare und ausgewogene Komposition von Raum und Material in Verbindung mit optimierten Funktionsabläufen erfüllt.

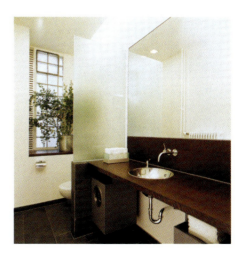

LASERKOSMETISCHES INSTITUT

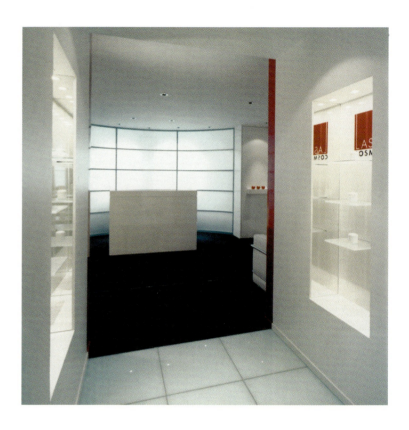

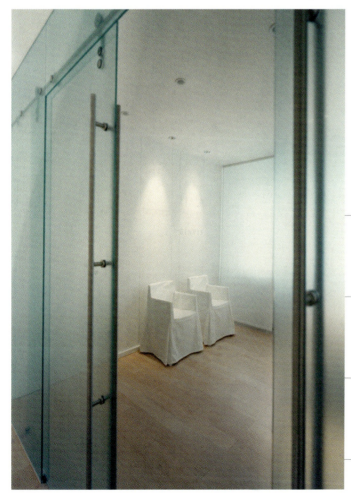

PLANUNG / BAULEITUNG:
KEGGENHOFF I PARTNER
Arnsberg - Neheim

LICHTPLANUNG:
KEGGENHOFF I PARTNER, Arnsberg - Neheim
Kolibri, Sundern

MÖBELENTWURF / GESTALTUNG:
KEGGENHOFF I PARTNER
Arnsberg - Neheim

FOTOARBEITEN:
Profilstudios
Arnsberg

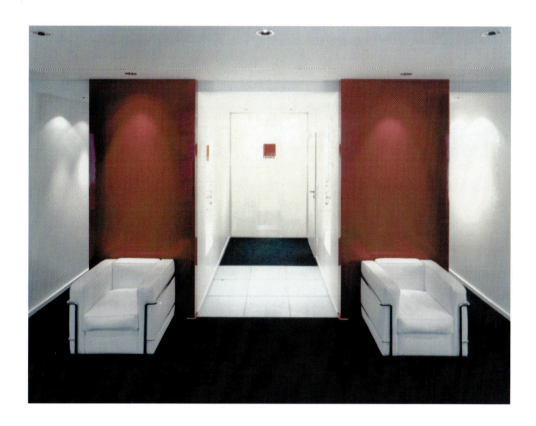

Den Wunsch des Auftraggebers - eine Brücke zwischen Technik, moderner Lasertechnologie und Ambiente zu schlagen - galt es umzusetzen. Ein selbstbewusstes Erscheinungsbild, eine einprägsame Atmosphäre, die dem zukünftigen Kunden das Gefühl einer fachlich kompetenten, zukunftsorientierten Behandlungsmethode vermitteln, waren das Ziel. Für den Kunden soll das Eintauchen in eine Welt der Schönheit, der Perfektion, der Aktivität und der Frische erlebbar sein.

Eine ebenso moderne wie frische Lösung fanden die Planer bei der gestalterischen Umsetzung dieser schwierigen Aufgabe. Im Vordergrund soll der Kontrast der Oberflächen stehen: Matt - glänzend, hell - dunkel, warm - kalt, hart - weich. In Farbe und Material wird diese Wirkungsweise herausgefordert und zielgerichtet eingesetzt.
Der Eingangsbereich wird durch einen Wechsel im Bodenbelag definiert, sorgt für die notwendige Aufmerksamkeit und ermöglicht dem Kunden die Orientierung. Zwischen dem Beratungsraum und dem Behandlungsraum wird eine Verbindung - in Form einer eingearbeiteten Edelstahllisene - hergestellt. Diese Verbindung definiert den Wartebereich, die Laufzone zwischen den zwei angrenzenden Räumen, sowie den Kommunikationsbereich vor dem Empfangspult.

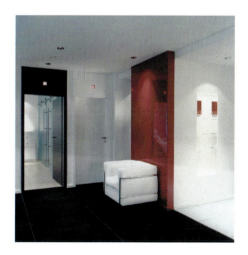
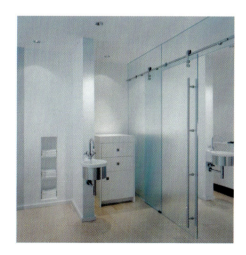

PRAXIS FÜR PHYSIOTHERAPIE UND REHABILITATION

ARCHITEKTUR / LICHTPLANUNG:
RaumKonzepte Lore Liebhart
Bad Tölz

INNENAUSBAU:
Schreinerei Martin Strein
Abrain

FOTOARBEITEN:
Wolfgang Pulfer
München

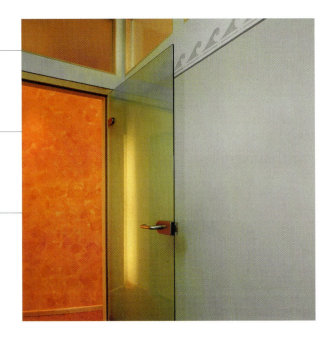

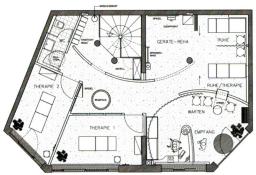

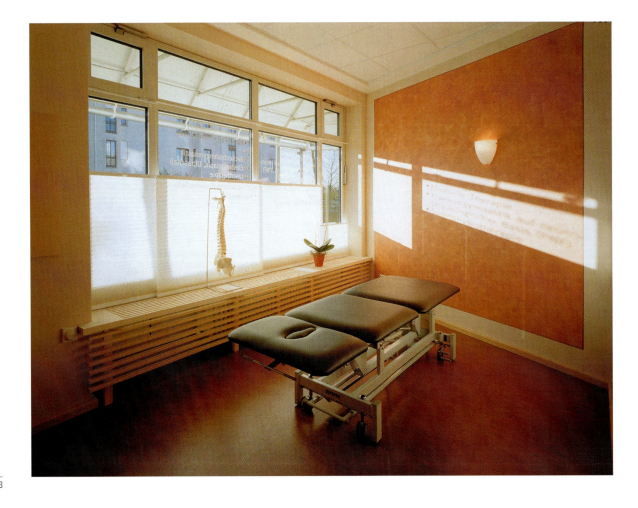

KIRCHHEIM BEI MÜNCHEN

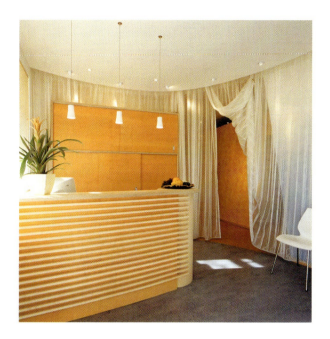

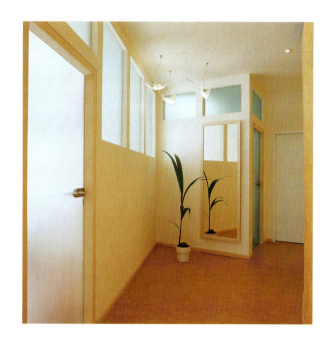

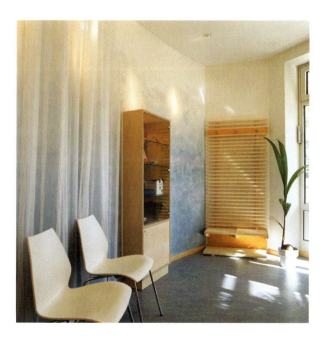

Zwei zusammengelegte Ladenparzellen eines ehemaligen Einkaufszentrums aus den 80er Jahren ergeben, aufgeteilt auf Erdgeschoss und Souterrain, die 120 qm große Grundfläche für diese Praxis.

Bei der räumlichen Aufteilung musste berücksichtigt werden, dass trotz des Tageslichteinfalls von nur einer Seite genügend natürliches Licht in die hinteren Bereiche der relativ großen Raumtiefe gelangt. Halbtransparente Plisseestores reduzieren die Einsicht in die zwei abgeschlossenen Behandlungsräume direkt an der Fensterfront, lassen aber ausreichend Licht in den Raum.

Die Vision der jungen Bauherrin war, beim Durchschreiten der Eingangstür eine Oase zu betreten, in der man sich in eine andere Welt hinein versetzt fühlt. Darauf reagierte die Innenarchitektin mit der Farb- und Materialwahl, indem sie die unterschiedlichen Raumbereiche den vier Elementen Luft, Feuer, Wasser und Erde zugeordnet hat - was sich zuallererst in vier verschiedenen Farben im Boden und an den Wänden ausdrückt. Möbel und Einbauten dagegen sind durchgehend in hellem Birkemultiplex mit farblich gebeizten Flächen ausgeführt, um die Vielfalt der Raumfarben durch eine Konstante zu verbinden. So soll im Empfangsbereich der blaue Linoleumbelag das Element Luft verkörpern. Hier ist die gebogene Wandscheibe von unten nach oben von blau zu weiß wolkig verlaufend gestaltet. Auch der mit der Wand überlappende weißtransparente Vorhang als optischer Raumabschluss wird gezielt eingesetzt, um den Eindruck von Licht, Luft und Leichtigkeit zu unterstützen.

Das Einschieben des Wandschrankes in den Vorhang hinter der individuell geplanten Theke reduziert optisch dessen wirkliches Volumen. An das dahinter liegende Feuer-Zimmer schließt sich der Raum mit dem Element Wasser, während der weitgehend offenen Restfläche des Raumes das Element Erde zugeordnet ist. Hier sind die einzelnen Trainingsgeräte, ein Ruhebereich und ein durch die freistehende gebogene Wandscheibe abgetrennter Nebenraum untergebracht.

Unterschiedliche Lichteffekte betonen differenziert die Eindrücke der einzelnen Raumsituationen und unterstützen so das stimmungsvolle Gesamtkonzept.

PRAXIS FÜR ALLGEMEINMEDIZIN

INNENARCHITEKTUR / AUSFÜHRUNG:
rabe - innenausbau, Dipl. Ing. S. Rabe
Simtshausen bei Marburg

ARCHITEKTUR / LICHTPLANUNG:
ARTEC Architekten
Marburg

BAUHERRIN:
Dr. Szasz-Toth
Dillenburg

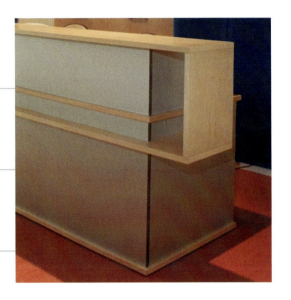

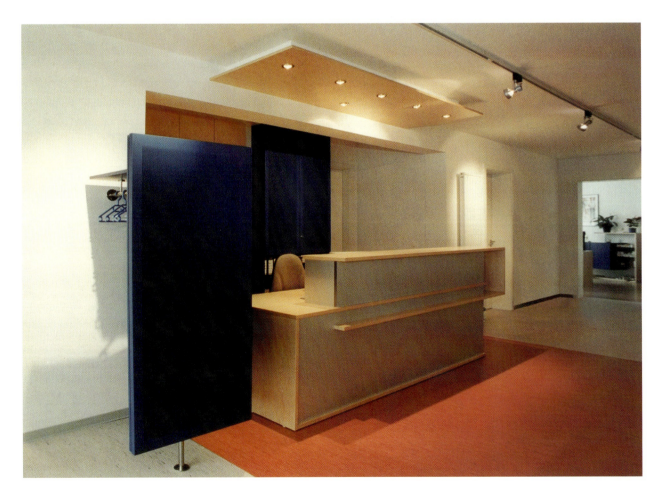

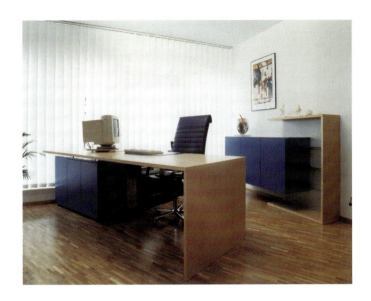

Eine klar erkennbare Grundidee schafft in dieser allgemeinmedizinischen Praxis die Zusammenhänge zwischen allen Räumen und Bereichen. Kubische Formen sowie auf das wesentliche reduzierte Materialien und Farben bilden durch Verschieben und Durchdringen neue interessante Flächen und Körper. Jedem Element ist eine Funktion zugeordnet, die auch durch Material und Farbe gekennzeichnet ist.

Der Patient wird schon durch die farbige Bodengestaltung zum zentralen Anmeldebereich geleitet. Hier verdeutlicht sich das Gesamtkonzept der Praxis auf den ersten Blick. Flächen aus Ahorn, Aluminium und blauen Schichtstoffplatten verbinden sich zu einem raumbildenden Objekt. Die Theke besteht aus zwei mit Ahorn gerahmten Aluminiumkörpern, die gegeneinander verschoben wurden. Der große Grundkörper kennzeichnet den Personalbereich, während sich der verschoben aufgesetzte kleinere Körper dem Patienten zuwendet. Die Verbindung beider Elemente entsteht zum einen durch das Material als auch durch die Verwendung des gleichen Breitenmaßes. Das Material Ahorn findet sich in den offenen Regaleinbauten hinter der Theke sowie in einem abgehängten Deckenelement wieder. Dieses definiert den Anmeldebereich zusätzlich und sorgt durch die integrierten Downlights für ausreichende Beleuchtung. Die auffällige blaue Akustikpaneele bildet die an die Theke angrenzende Garderobe und sorgt durch diesen Sichtschutz für mehr Diskretion. Auch der geschlossene Schrank im hinteren Bereich erscheint als blaue Fläche zwischen den Ahornregalen. In den hellen Behandlungszimmern wird in allen Möbeln die Materialität und das Prinzip der Durchdringung aufgenommen. Offene Elemente bestehen bei Tischen, Schränken und Unterbauten aus Ahorn mit Rückwänden oder Schüben aus Edelstahl, während die blauen Körper für Geschlossenheit und Diskretion stehen. Immer bilden zwei gegensätzliche Körper mit unterschiedlichen Maßen und Proportionen durch Überschneidungen und Durchdringungen ein zusammengehöriges Objekt.

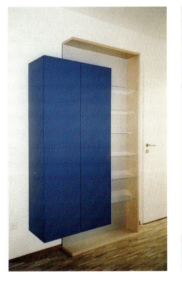
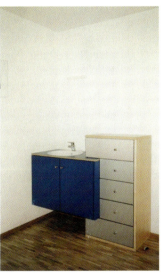
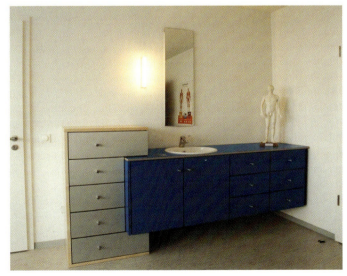

FRANZISKUS HOSPITAL

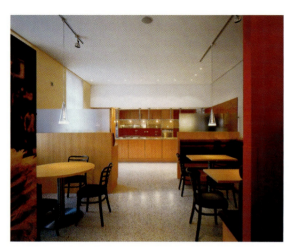
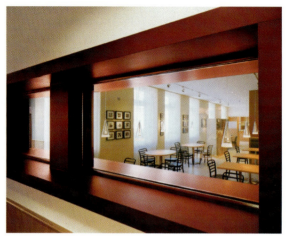

BAUHERR:
St. Franziskus Hospital
Münster

ENTWURF / PLANUNG:
sieger design
Schloss Harkotten

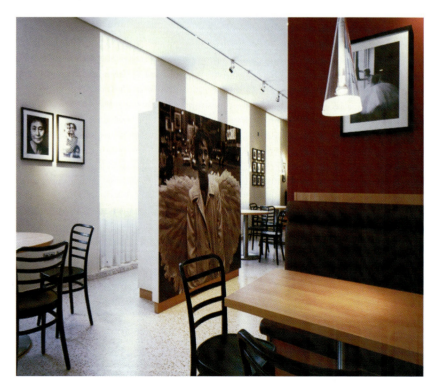

Den Charme eines Kaffeehauses in die Krankenhausmauern zu bringen war das erklärte Ziel bei dem Umbau einer nicht mehr genutzten Fläche zu einem Bistro. Im ersten Schritt öffnete Michael Sieger Wände, setzt Fensterbänder und ein Portal ein, um den langen und schmalen Raum neu zu strukturieren. Dann baute er Sitzbänke entlang der entstandenen Wandnischen ein und verteilte Sitzgruppen im Raum.

Ein kräftiges Braunrot kontrastiert zu klassischem Schwarz, viel Holz und die vielen Bilderrahmen mit Schwarzweißfotografien bestimmen das Ambiente, das so tatsächlich etwas vom zeitlosen Chic der grossen Kaffeehauskultur vermittelt - insbesondere, wenn Tag für Tag dort junge Mütter oder andere Patientinnen ihre Familien und Freunde zu einem Plausch und einer Tasse Kaffee treffen.

Das Bistro "Mona Lisa" widmete er allen Frauen dieser Welt, was ihn dazu brachte das Bistro mit Schwarzweiß-Bildern internationaler Fotografen zu schmücken. Besonders freute Michael Sieger sich darüber, dass Peter Lindbergh ihm erlaubte, eines seiner Bilder für die großformatige Dekoration gegenüber dem Eingang zu verwenden.

MÜNSTER

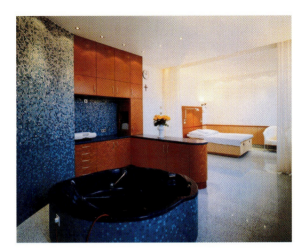
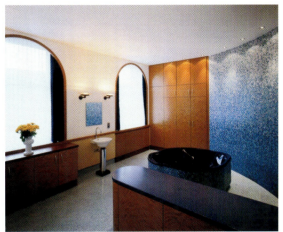
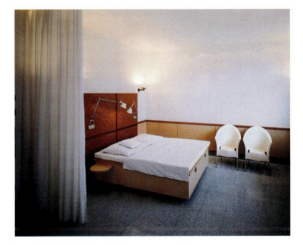

Die Klinik von heute steht im Wettbewerb - und den entscheiden nicht nur die ärztlichen und pflegerischen Leistungen, sondern auch Atmosphäre und Wohlgefühl. Michael Sieger bewies, dass auch Design eine entscheidende Rolle spielen kann.

Aus eigener Erfahrung wusste er, wie sehr auch der modernsten Klinik Designqualität fehlt - das freudige Ereignis der Geburt seiner Tochter wurde in nicht zeitgemäßer Umgebung erlebt. Als der entscheidende Chefarzt Umbaumaßnahmen plante, kamen Arzt und Designer ins Gespräch.

Schon beim Umbau der Krankenzimmer gelang es Michael Sieger, innerhalb bestehender Planungen und enger Budgets die Atmosphäre entscheidend zu verändern: er individualisierte das Klinikbett mi einem funktionalen Betthaupt und einem persönlichen Container, änderte die Lichtstimmung und brachte neue Materialien, Farben und Möbelstücke in den Raum. Das Bad wurde vergrößert und komfortabler ausgestattet.

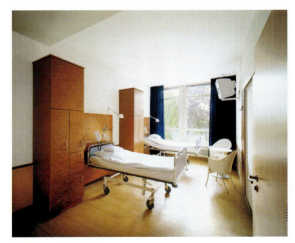

Alle Punkte zusammen ließen das Zimmer eher an ein Hotel als ein Hospital erinnern, und mit dem Rückgriff auf marktübliche Lieferanten anstelle der Krankenhauszulieferer erlaubte sich Michael Sieger nicht nur ein paar Designerstücke für die Einrichtung, sondern sparte der Klinikverwaltung in einigen Punkten sogar Geld.

Als nächstes beteiligte sich der junge Vater am Umbau des Kreißsaals, in dem der umtriebige Chefarzt auch Wassergeburten ermöglichen wollte. Eine zentrale Wanne und ein großes Bett sollten eingebaut werden, Michael Sieger sorgte für wohnliche und bewusst besondere Atmosphäre für diese so wichtigen Stunden. Auffällig die farbigen Terrazzoböden und die opulente Verwendung italienischen Glasmosaiks im Kontrast zu warmen Holztönen. Genauso unsichtbar wie die medizinische Notfallversorgung brachte er die komplette Unterhaltungselektronik unter - das eine vorsorgliche Notwendigkeit, das andere für die Entspannung, die im Alltag des Kreißsaals viel wichtiger ist.

ZAHNARZTPRAXIS

ENTWURF / PLANUNG:
Haacke Innenarchitekten & Designer
Herdecke

INNENAUSBAU:
Thomas Hart Ausbau
Lünen

FOTOARBEITEN:
Fotostudio Glahs
Dortmund

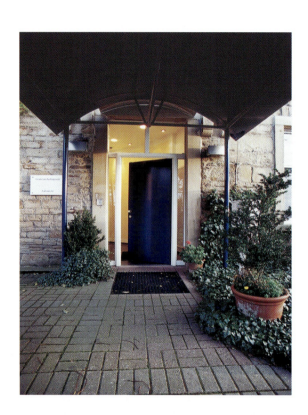

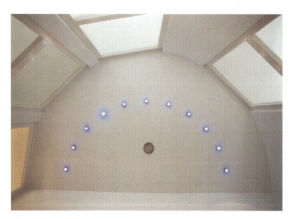

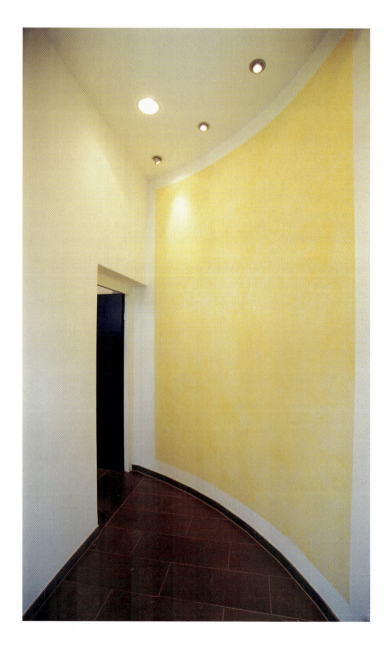

DÜSSELDORF

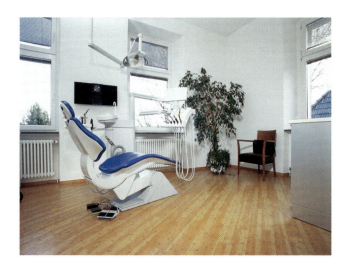

Die Integration einer modernen Zahnarztpraxis mit neuester Technik in ein ehemaliges Schulgebäude von 1913 stellte die Herausforderung bei diesem Umbau dar. Denn die bestehenden zwei Klassenräume mit separatem Eingangs- und Flurbereich mussten für den Praxisablauf gegliedert werden ohne die Gebäudestruktur komplett zu zerstören. Und schon von außen lässt sich das von den Innenarchitekten geplante Gestaltungskonzept erahnen.

Die moderne blaue Eingangstür steht in spannungsvollem Kontrast zu den vorhandenen Sandsteinmauern und lässt durch die rahmenden Glaselemente den Blick auf eine sonnengelbe Wand im Inneren zu. Diese führt den Patienten durch die geschwungene Form in den Empfangsbereich. Auch hier durchbrechen halbrunde Wände die strenge Architektur des Gebäudes und trennen die einzelnen Bereiche.

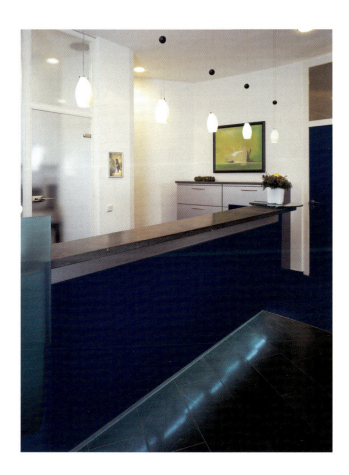
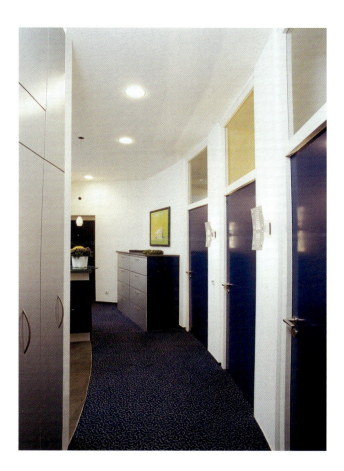

Ein erhöhtes Podest hinter dem Empfangstresen ermöglicht den direkten Blickkontakt zwischen Mitarbeitern und Patienten und verhindert so das Entstehen von Barrieren. Während die Verlängerung der Theke auf das Wartezimmer zuführt, gelangt man rechts in einen geschwungenen Gang, durch den der hintere Bereich erschlossen wird. Hier sind die Funktionsräume wie Sterilisation und Röntgen untergebracht, aber auch eine offene halbrunde Kurzwartezone, von der die drei hellen Behandlungszimmer abgehen. Somit erfolgt eine klare Trennung des Empfangsbereiches mit Warten und Patienten - WC vom Funktionsbereich mit Behandlungszimmern und Technik.

Die Beleuchtung unterstreicht zum einen die runden Wandformen und somit die Wegeführung und schafft zum anderen in Teilbereichen spannende Hell-Dunkel-Kontraste. Natursteinwände, Holzböden und gelbe Flächen symbolisieren Wärme und stehen im Gegensatz zu Metall, Glas und blauen Elementen. Das Wechselspiel zwischen Alt und Neu sowie warmen und kalten Farben zieht sich als durchgängiges Konzept von außen nach innen.

DIALYSEZENTRUM

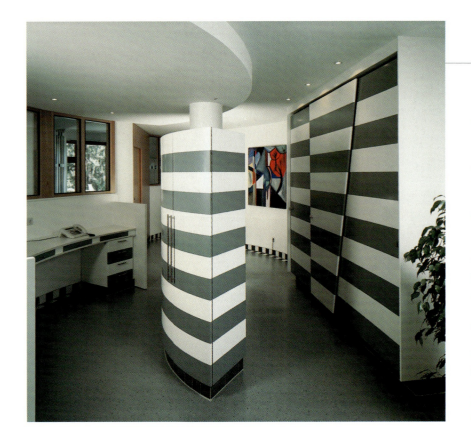

ENTWURF / UMSETZUNG:
delle design
Bad Sassendorf

In einem bestehenden Geschäftsgebäude im Zentrum der Stadt Unna wurden eine nephrologische Praxis sowie ein Dialysezentrum mit 15 Behandlungsplätzen realisiert. Die zweigeschossige Einrichtung umfaßt eine Grundfläche von 520qm. Auf die vorgefundene Grundrissituation wurde mit einer freien Planung reagiert. Das bereits in der Fassade des Erdgeschosses verwendete Bogenelement wird im Grundriss wieder aufgenommen und abstrahiert. Durch diese Maßnahme entstehen im Erdgeschoss abgerundete, fließende Dialyseräume, die untereinander durch Innenfenster miteinander verbunden sind. Dies ermöglicht die permanente und gleichzeitig unauffällige Präsenz des Pflegepersonals. Besonders hervorzuheben ist der geschwungene Flur im ersten Obergeschoss, der als interne Erschließungszone fungiert. Ausgehend von Rezeption und Wartezimmer gelangt man in die Behandlungs- und Untersuchungsräume sowie die Ärztezimmer. Die Nebenräume befinden sich im indirekt belichteten Grundrisskern.

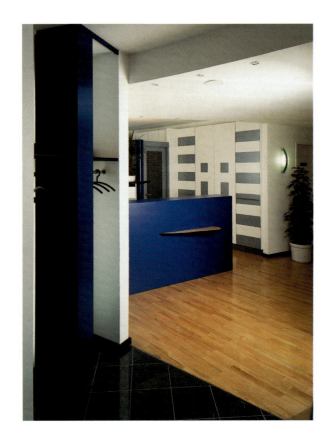

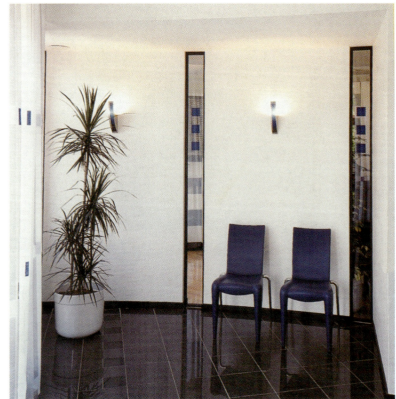

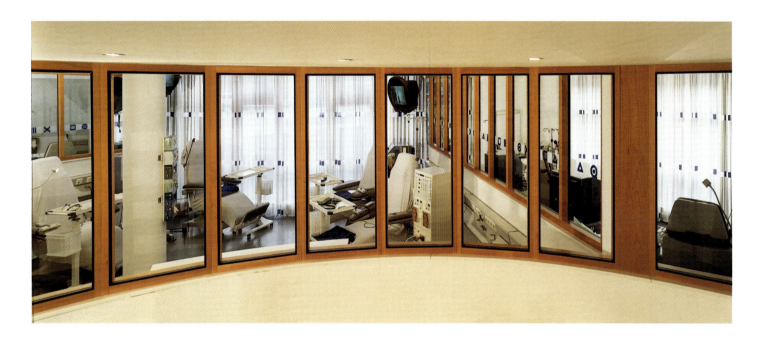

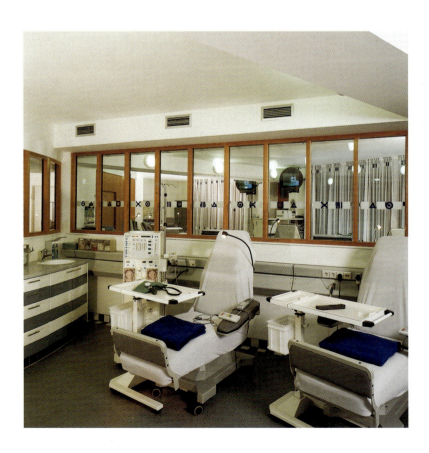

Form und Materialien zeichnen sich durch Einfachheit im Sinne einer stilreinen Gestaltung aus. Der Einsatz weißer und grauer Lacke und Farben zur Oberflächengestaltung der Wände, Decken und Einrichtungsgegenstände sorgt für eine ruhige und zurückhaltende Atmosphäre in den Räumlichkeiten. Die gezielt eingesetzten blauen und schwarzen Farbakzente bilden einen ausgleichenden Gegenpol und erzeugen durch ihre klare Präsenz einen spannungsvollen Kontrast. Der Einsatz von Kirschbaum zur Gestaltung der Tischoberflächen sowie die Verwendung von Holzrahmen für die zahlreichen, innenliegenden Sichtfenster bereichert die klare Entwurfskomposition durch ein natürliches Detail, das durch seine angenehme haptische Wirkung und Farbigkeit Wärme ausstrahlt. In der Bodengestaltung kennzeichnen wechselnde Beläge die unterschiedlichen Funktionsbereiche und zonieren Empfangs-, Warte-, Verteiler- und Behandlungsräume. Abwechselnd werden hellgraue Quarzvinylfliesen, schwarzer Naturstein und Parkett verwendet. Der Einsatz von Streifen und Quadrat als wiederkehrende, grafisch ordnende Elemente verleihen besonderen Raumobjekten ihren starken Charakter. Eine Stützenummantelung transformiert zum Aufbewahrungselement und verbindet sich durch ihre prägnante Oberflächengestaltung mit dem gegenüberliegenden Wandeinbaudetail. Durch den Versatz der Streifigkeit wird die formale Strenge durchbrochen und aufgelockert, ohne dabei ihre unterstützende Perspektivwirkung einzubüßen.

GRUNDLAGEN DER PLANUNG

Bei dem Entwurf einer Praxis oder Klinik entwickelt das Team Arzt und Planer eine abgestimmte und koordinierte Konzeption der medizinischen wie auch der gestalterischen Belange und stellt das Wohlbefinden der Patienten in den Mittelpunkt der Überlegungen. Auf diese Weise erhält das vertrauensvolle Verhältnis zwischen Arzt und Patient eine langfristige und identifikationsreiche Bindung.

Sämtliche Wahrnehmungselemente werden in ihrer Gesamtheit vom Patienten erfasst und gewertet. Der Patient soll das Gefühl "krank zu sein" verlieren. Dieses vermeintlich unangenehme Gefühl vor dem Arztbesuch hat in nach ganzheitlichen Prinzipien gestalteten und individuell entworfenen Behandlungsräumen keine Chance.
Die Wichtigkeit der Wechselbeziehung zwischen Arzt und Entwerfer drückt sich besonders in der Abstimmung zwischen der Raumgestaltung des Planers, der Zeitplanung des Arztes und der Gewährleistung einer wirtschaftlichen Praxisführung aus. In dieser Auseinandersetzung finden Vorschriften, Hygienegedanken, Handlungsabläufe und organisatorische Sachzwänge Berücksichtigung im angestrebten Praxisprofil. Die Raumkonzeption wird analog einer exakten Analyse der Funktionsabläufe und deren Optimierung entwickelt.
Ein gelungenes Gesamtkonzept bietet dem Patienten - wie auch dem Behandelnden und seinen Mitarbeitern - optimierten Nutzen, Funktion und den nötigen Freiraum. Alle Maßnahmen, sowohl die gestalterischen, als auch die praxisspezifischen Organisationsentscheidungen und Technikintegrationen, werden vom kreativ-therapeutischen Team Planer-Arzt aufeinander abgestimmt, so dass ein einheitliches, jedoch mit natürlicher Spannung versehenes Erscheinungsbild entsteht, das Neugierde und Vertrauen gleichermaßen weckt.

In der Praxisgestaltung entwickelt der Arzt seine eigene Identität und seine Vorstellung von Atmosphäre und stellt diese mit Hilfe des Planers dar. Die angestrebte Unterscheidbarkeit beginnt beim Arztschild, geht über den Briefkopf, die Einführung eines Logos, führt über die Grundriss- und Raumgestaltung und die Praxisausstattung mit all ihren Details und endet im persönlichen Stil beim menschlichen Umgang.

ZUSAMMENARBEIT
ARZT UND PLANER

PRAXIS UND KLINIK

CORPORATE IDENTITY

Gedanken zum Image einer Arztpraxis sind von dem Bestreben geleitet, die Gestaltung als Imageträger auszuarbeiten und zu nutzen. Dafür müssen beim Entwurf einer Praxis regionale Besonderheiten und Befindlichkeiten der Patientenstruktur und die individuelle Rolle des Mediziners in der alltäglichen Umsetzung seiner Ideale berücksichtigt werden. Praxisidentität mündet im sogenannten CI-Gedanken, dem Corporate Identity.

Nur durch eine positive Selbstdarstellung kann eine breite Akzeptanz der Praxis in ihrer Region erreicht werden. Demzufolge muß das homogene Erscheinungsbild der Praxis als Unternehmen und als Ausdruck modernen Medizinmanagements nach außen wie nach innen transportiert werden. In der Wirkung nach außen, wie auch im internen Gefüge werden hierdurch die wesentlichen Merkmale, wie Selbstverständnis, Leistungsfähigkeit, Arbeitsweise und Zielsetzung des modernen, medizinischen Dienstleistungsmanagements transportiert und übersetzt. Der Grundgedanke der Corporate Identity wirkt sich auf die internen Strukturen des Praxisunternehmens aus. Die Motivation, die Leistungsfähigkeit, das persönliche Wohlbefinden der Mitarbeiter und die Identifikation mit dem Arbeitsplatz steigt. Öffentlichkeitswirksam unterstützt die CI die Annahme der Praxis durch die Patienten und die Kooperation von gegebenenfalls zuweisenden Kollegen. Der neue Gestaltungsstil einer Praxis drückt den persönlichen Stil des Arztes ebenso aus wie seine Persönlichkeit und formt ein abgestimmtes Ganzes.

Die positive Sprache der Innenarchitektur wird wesentlicher Bestandteil der Corporate Identity und zum Träger der ärztlichen Botschaft, die die ganze Wertschätzung zum Ausdruck bringt, die der Arzt seinen Patienten entgegenbringt.

ÖKONOMISCHE ASPEKTE

Grundsätzlich basieren alle Überlegungen zur Gestaltung einer Arztpraxis auf ökonomischen, funktionalen und technischen Einflussfaktoren, ebenso und gleichrangig werden humanwissenschaftliche Kenntnisse und künstlerisch-ästhetische Belange berücksichtigt.

Selbstverständlich liegen all diesen Planungsgrundsätzen die praxisspezifischen Organisationsformen und deren Optimierung zugrunde.

Der ökonomische Gedanke spielt gerade bei individuellen Lösungen eine entscheidende Rolle. Praxiseinrichtungen "von der Stange" können keine befriedigende Lösung bieten. Ziel ist vielmehr die Entwicklung originär, glaubwürdig und flexibel gestalteter Räume, die funktional optimiert und ökonomisch sinnvoll sind. Der gesetzte Budgetrahmen darf besonders bei den auf die jeweilige Situation zugeschnittenen Individuallösungen auf keinen Fall höher liegen als vergleichbar den sonst üblichen Konzepten sogenannter Praxiseinrichter. Es ist ein Vorurteil, dass individuelle Lösungen durch einen Architekten oder Innenarchitekten von vorne herein teurer sind. In der Regel überwiegen die Faktoren Kostenreduzierung und Minimierung der Folgekosten bei weitem.

GRUNDLAGEN DER PLANUNG

Planen und Entwerfen im medizinischen Bereich ist immer etwas Besonderes. Nicht etwa, weil in anderen Einsatzgebieten nicht auch Besonderheiten zu entdecken und interessante Räume zu gestalten wären, sondern vielmehr weil die Medizin sich anders als Gastronomie, Administration, Präsentation und Freizeit - bzw. Kultureinrichtungen grundsätzlich der Gesundung und dem Wohlbefinden der Menschen widmet und kommerzielle Interessen scheinbar hinter dem hippokratischen Eid zu verbergen weiß. Räume für kranke Menschen zu gestalten, die wieder gesund werden wollen, ist eine Herausforderung, die nicht mehr nur mit technisch-konstruktiven und auch nicht mit lediglich ästhetischen und künstlerischen Gestaltungsabsichten zu bewältigen ist. Hier wird Gestaltung selbst zum Teil der Therapie. Innenarchitektur als therapeutische Maßnahme - ein völlig neuer Ansatz für verantwortungsbewusstes Entwerfen. Eine Arztpraxis oder ein Krankenhaus, eine Rehabilitationsklinik oder Therapieräume erfolgreich zu planen, erfordert zeitgemäße Methoden. Ähnlich wie in den Sozialwissenschaften soll der Architekt als "teilnehmender Beobachter" am Klinikleben aufmerksam, lernend und studierend teilnehmen, um die Befindlichkeiten, die Erwartungen, die Ängste, Sorgen und die Hoffnungen der Patienten, Ärzte und des Pflegepersonals sowie die Notwendigkeiten des Krankenhausbetriebes bzw. der Arztpraxis kennenzulernen.

Als Planer im medizinischen Bereich muss grundsätzlich von den Voraussetzungen und von den Erwartungen des Betreibers und der Ärzteschaft ausgegangen werden. Neben der großen Anzahl von Vorschriften und Normen, die ambitioniert durch Hygieneanstrengungen und Sicherheitsvorkehrungen gewiss den gestalterischen Freiraum einschränken, existieren natürlich funktionale Vorgaben und medizinisch spezifische Erfordernisse. Diese einzuhalten ist Grundvoraussetzung und eine Selbstverständlichkeit. Funktionierende Räume tragen zum physischen Wohlbefinden bei und gewährleisten effiziente Arbeitsabläufe. Neben diesen funktionalen Gesichtspunkten ist jedoch zusätzlich eine positive psychische Grundeinstellung des Patienten für den schnellen Genesungsprozess von entscheidender Bedeutung. Diese Grundvoraussetzung wird durch bewusst und sensibel gestaltete Innenräume erzeugt und unterstützt.

Der planende Ingenieur als verantwortungsbewusster Gestaltungstherapeut entwickelt für das Wohl anderer Menschen neue Bewusstseinsstrukturen.

VERANTWORTUNG DES PLANERS

PRAXIS UND KLINIK

WAHRNEHMUNGSPSYCHOLOGIE

Auf der physiologisch-gestalterischen Ebene geht es um die zweckmäßige Integration der technischen Disziplinen in ein gestalterisches Prinzip, das wiederum humanwissenschaftlichen Gesichtspunkten genügt. Lüftung, Beleuchtung, Akustik, Sicherheitstechnik, Kommunikationstechnik etc. verfügen alle neben den funktionalen Aspekten auch über gestalterische Botschaften, die es zu bündeln und sinnvoll zu koordinieren gilt. Auf der psychologisch-gestalterischen Ebene kommen raumbestimmende Einflussfaktoren zur Anwendung. Hier kommen die humanwissenschaftlichen Erkenntnisse voll zum Tragen. Wahrnehmungspsychologie, Verhaltensforschung und Soziologie leiten die entwerfenden Gedanken. Auf dem Weg zu einem allumfassenden Gestaltungskonzept, gilt es diese entscheidende Facette planerischer Verantwortung und Kompetenz hinzuzufügen und bewusst auszuarbeiten.

Wer im medizinischen Bereich plant, muss glaubwürdig und verantwortungsbewusst handeln. Konkret bedeutet das, die Situation aus der Sicht von Patienten ebenso zu durchleben wie aus der Sicht des Arztes und des Betreuungs- und Pflegepersonals. Die Medizin hat mittlerweile die soziokulturellen und psychosozialen Zusammenhänge mit Krankheiten erkannt. Die Architekten tun gut daran, diese Zusammenhänge auch auf die Raumgestaltung mit einzubeziehen.

MOTIVATION FÜR DEN PATIENTEN

Mit dem Bestreben nach der Gestaltung zum Wohle des Menschen ist gleichzeitig das Missverständnis auszuräumen, dass Wohlbefinden für den Menschen nur durch Bequemlichkeit und Luxus gewährleistet wird. Beides sind zwar häufig angestrebte Wunschvorstellungen, erzeugen jedoch genau das Gegenteil: Trägheit, Lustlosigkeit und Stillstand. Gerade kranke Menschen, die angeschlagen sind, klagen über Antrieblosigkeit und mangelnde Anerkennung. Patienten sollten physisch und geistig gefordert werden ohne sie zu überfordern. Es liegt auch an den Gestaltern durch eine motivierende Umgebung dafür Anreize zu schaffen.

Ein Mensch in Bewegung, physisch und psychisch, ist ein agierender Mensch, der Willen zeigt und Mut oder zumindest Vertrauen gewinnt. Animiert durch die Einrichtung und Gestaltung kann der Mensch wieder Zielorientierung und Vorstellungen entwickeln. Sein Handlungstrieb weitet auch seinen Aktionsradius.

Die Raumsprache einer Umgebung übt auf das Motivationsverhalten des Menschen Einfluss aus. Das hat sowohl für den Patienten als auch für den Therapeuten Gültigkeit. Der Mensch braucht Freiräume für Eigenverantwortung und Kreativität. Gestaltung muss diese Ziele setzen und Erwartungen erfüllen.

GRUNDLAGEN DER PLANUNG

In der sensibel gestalteten Raumstimmung einer Praxis soll sich der Patient in seiner Unsicherheit aufgefangen und in seiner Wertschätzung als Individualwesen ernstgenommen fühlen.
Das oftmals eher kühl wirkende technische Equipment und die vielfältigen digitalen Medizinapparate müssen sinnvoll in die Gestaltungsphilosophie mit eingebunden werden. Auf diese Weise erscheinen sie als selbstverständlicher Teil einer Gesamtatmosphäre, die Sinnlichkeit und Wohlbefinden in den unmittelbaren Vordergrund stellt. Die detailbewusste Ausgestaltung der einzelnen räumlichen Module im Hinblick auf ihre innenarchitektonische Gesamtwirkung ist entscheidendes Erfolgsparameter für einen zufriedenen Bauherren gleichermaßen wie für den zufriedenen Patienten. Die Umgebung sollte das Gefühl der Geborgenheit, nicht des Ausgeliefertseins vermitteln, also eine freundliche warme, Atmosphäre sowie eine bauliche Ästhetik mit Ablenkungsmöglichkeiten durch interessante Details bieten.

RÄUMLICHE WIRKUNG

Bereits der Eingangsbereich sollte einer Geste des Willkommenheißens und der Einladung gleichen. Er ist das Vor- und Nachspiel in der Architektur, die Zone des Ankommens und des ersten Impulses. Sich aus dem Inneren der Praxis nach außen fortsetzende Raumelemente oder Materialien können eine geeignete Maßnahme zur Gestaltung dieser Vorzone sein. Bereits weit vor der eigentlichen Zugangstür wird so die Raumstimmung im Inneren angekündigt. Des weiteren weckt eine differenzierte Lichtstimmung, die unterstützt durch den Einsatz von Glas ein wenig Einblick gewährt, aber gleichzeitig die für den Patienten wichtige Intimität und Vertraulichkeit bewahrt, das Interesse und die Neugierde.

eintreten

Der Empfang ist zentrale Anlaufstelle der gesamten Praxis. Er ist der Raum für die ersten Ereignisse, der Raum für die Begrüßung und erste Begegnung. Neben der Aufnahme und Verteilung der Patienten in die Warte- und Funktionsbereiche werden die Arbeitsplätze der Empfangstheke zum zentralen Ort der Kommunikation und zum gemeinschaftlichen Informationszentrum. Eine zentrale Empfangszone ist wichtigster Bestandteil der gesteuerten Netzplanung, die Arbeitsabläufe koordiniert, die Wege kurz hält und essentielle Kontrollfunktion ausübt. Der Sichtbezug zu sämtlichen peripher angeordneten Räumen ermöglicht den Überblick bezogen auf Sprechzimmerbelegung, medizinische Therapieräume und Patientenverhalten. Die Arbeitsplätze innerhalb der Empfangstheke üben auch Verwaltungs- und Bürotätigkeit aus. Ausreichend Tagesbelichtung und der Bezug nach außen sind zu berücksichtigen.

empfangen

PRAXIS UND KLINIK

warten
Die Warte- und Aufenthaltszonen sollten durch transparente Materialien und Lichtkulissen etwas separiert von den übrigen medizinisch funktionalen Räumen angeordnet werden und als temporärer Rückzugsraum eine adäquate Raumstimmung erzeugen. Sie sind die Orte der Vorbereitung und Zonen zum Ordnen der Empfindung. Flexibel im Erscheinungsbild, vielschichtig in der Schaffung immer wieder neuer Raumatmosphären generiert der Wartebereich so zum abwechslungsreichen, kurzweiligen Aufenthaltsraum.

Verschiedene Wahrnehmungsphänomene sollten zu beobachten sein. Dieser Effekt lässt den Patienten das Warten als Erleben erfahren. Visuell kann das Auge durch ein sinnvoll komponiertes Zusammenspiel von differenzierten Lichtinseln und Effekten mit Farbimpulsen und kontrastierenden Materialien angeregt werden. Ergänzt durch ein ausgewogenes Aktions- und Handlungsangebot bietet diese Raumzone die Möglichkeit zur Kommunikation, Information und geistiger Aktivität. Sinnbilder für das Gesundsein. Ein solches Raumklima, das die Wahrnehmungsorgane positiv fordert schafft Identifikation und Ausgeglichenheit. Die Wartezeit wird nicht mehr als unangenehm passiv empfunden, sondern als Zeitintervall der Vorbereitung, des Wahrnehmens und der Selbstwahrnehmung. Im Dialog mit dem Raum wird die Empfindung der eigenen Körperlichkeit im Bezug zum Umgebenden als positiv erlebt und steuert die Zuversicht. Eine offene und fließende Anordnung des Wartebereiches erleichtert dem Patienten wie gleichermaßen dem Personal die Orientierung. Zeitgemäße Wartebereiche sind nicht lediglich Orte des "Aufbewahrens" sondern vielmehr Orte des Verweilens mit besonderer Qualität.

räumliche Strukturen
Die Verkehrswege und das Raumempfinden sollten insgesamt auf sensible und sinnvolle Weise verknüpft werden, so dass kein Gefühl der Enge oder Desorientierung entsteht. Werden die Räume fließend miteinander verbunden, wird die Patientenbewegung von den öffentlichen Wartebereichen hin zu halböffentlichen Zonen der Therapie bis zu den intimen Räumen der Sprechzimmer des Arztes auf selbstverständliche Weise koordiniert. Gliedernde Elemente und der Einsatz prägnanter Farbigkeit mit Signalwirkung, sowie die Betonung der Eingangsbereiche erleichtern die einfache Orientierung. Eine eindeutige Zonierung zwischen öffentlichem Patientenbereich und privatem, arztinternem Betrieb erlauben einen professionellen und zeitgemäßen Praxisbetrieb und Diskretion für jeden Einzelnen.

GRUNDLAGEN DER PLANUNG

Besonders in den Behandlungsräumen und Patientenzimmern ist auf die Einbindung psychologischer, humanwissenschaftlicher und ergonomischer Erkenntnisse in den Gestaltungsprozess hinzuweisen. Der Patient soll das Gefühl des "Krankseins" weitestgehend vergessen und sich statt dessen innerhalb einer positiven Raumstimmung gut aufgehoben und versorgt fühlen.

Eine positive Atmosphäre wird durch den Einsatz spannungsvoller Materialkompositionen, die Anwendung eines ausgewogenen Farbkonzeptes und die Entwicklung einer klaren, eindeutigen Formensprache im Zusammenspiel mit auflockernden Elementen erzeugt. Der Einsatz natürlicher Materialien im Dialog mit Glas- und Lichtakzenten, sowie das Gleichgewicht zwischen raumschaffenden und raumverdrängenden Einbauten sorgt für eine angenehme und einladende Atmosphäre. Neben dem Wunsch nach Geborgenheit, Ruhe, Intimität und Versorgung wird in der Möblierung auch dem Bedürfnis nach Information, Kommunikation und geistiger Aktivität entsprochen.

Die Details verweisen auf besondere Entwicklungssensibilität. Monotone Flächen werden vermieden, Boden, Wände und Decke enthalten Kontrastelemente und Fixpunkte. Vertikale und horizontale Zäsurlinien ergeben sich aus der Konstruktion und gliedern den Raum. Insgesamt empfängt der Raum den Patienten mit einer eleganten, eindeutigen Formensprache, einem Raumkleid in metaphorischer Farbigkeit und einem durchdachten Einsatz von Funktionsbeleuchtung und akzentuierenden Lichteffekten.

behandeln

Des weiteren prägt der Geruch den ersten Eindruck, der darüber entscheidet, ob das Zimmer positiv angenommen oder abgelehnt wird. Im Klinikbereich bereiten hermetisch geschlossene Schränke große Probleme. Durch gelochte Frontelemente kann der Einbau durchlüftet werden. Sämtliche Flächen sind abwaschbar, schmutz- und geruchsabweisend. Große Fenster und Türflächen ermöglichen einen raschen Luftaustausch. Auch der Tastsinn wird oft zu wenig beachtet. Kontraste sind gewollt: warm - kalt, glatt - rauh, eben - plastisch, weich - hart ...

Wohl zu komponieren und sensibel abzustimmen sind die verwendeten Farben und Materialien. Ihre Anwendung sollte besonders wahrnehmungspsychologisches Wissen berücksichtigen. Sie sind die Seelenbilder des Menschen. Sie drücken dessen Sehnsüchte und Ängste aus. Richtig angewendet schaffen sie Vertrauen und Identifikation. Farben und Strukturen sind ebenso wie Materialien und Formensprache wegen ihres hohen Symbolwertes ideale Instrumente zur Emotionalisierung. Bewusst ziehen sich die verwendeten Farben, Materialien und Formen als einheitliche Handschrift durch das gesamte Objekt. Sie verbinden artverwandte Bereiche und das Gesamtobjekt zu einer schlüssigen Einheit.

stimulieren

RAUMBEGRENZENDE FLÄCHEN

Die Raumakustik übernimmt hier eine unterschwellige, aber entscheidende therapieunterstützende Funktion. Jedes Zimmer gleicht einem individuellen Klangkörper. Die Materialität im Verhältnis zum Raumvolumen sorgt für einen gedämpften und reflexionsarmen Schalleindruck. Absorption und Schalldiffusität stehen im Gleichklang. Akustisch wird Sicherheit und Intimität suggeriert. Der Klang der Räume sollte wohl komponiert und abgestimmt sein.

Als Bestandteil der raumbegrenzenden Flächen ist der Deckengestaltung ein besonderes Augenmerk gewidmet. Oft als Lichtreflektor weiß gestrichen, wird diese Fläche in ihrer Bedeutung insbesondere in Kliniken oft verkannt. Orientierungslos gleitet das Auge auf der Suche nach Fixpunkten über die Fläche und kommt nicht zur Ruhe. Plastizität und Beleuchtungsgliederung vermeiden Monotonie. Die hohen Anteile an akustisch relevanten Deckenbereichen formt durch hohe Schallabsorption ein angenehmes Raumklima und eine besondere Hörsamkeit im Raum. Besondere Bedeutung kommt den abgehängten Decken zu, die im Gleichklang mit den verschiedenen Beleuchtungssituationen stehen und wesentlicher Teil der Rauminszenierung und des Lichtkonzeptes sind. Klare, eindeutige Formen, die sich aus dem harmonischen Zusammenspiel von horizontalen und vertikalen Achsen und Schnittpunkten ergeben gestalten und differenzieren die Wände.

Bei der Fußbodengestaltung ist Orientierung das entscheidende Schlagwort. Raumänderungen werden bewusst gemacht und bewusstes Gehen wird konstruktiv unterstützt. Bodenbelagswechsel betonen die Zugangstüren. Die Bewegung wird optisch und haptisch, wie auch akustisch vorgezeichnet und erlebt.

GRUNDLAGEN DER PLANUNG

Ein weiteres zentrales Thema in der Planung einer Praxis ist das Licht. Einerseits ist die Beleuchtung entscheidend bei der Schaffung von Atmosphäre, zum anderen sind die Lichtverhältnisse Voraussetzung für richtige Diagnose und Untersuchung.

Der Patient kann bereits vor dem eigentlichen Betreten der Innenräume durch Empfangsleuchten, die Orientierungslicht darstellen, begrüßt werden. Neben diesen Positionsleuchten in der Nähe des Eingangs ist die abwechslungsreiche Beleuchtungssituation im Inneren, die sich durch das ausgewogene Verhältnis von Allgemeinbeleuchtung und Akzentlicht auszeichnet, von Bedeutung. Der Dialog zwischen direkter und indirekter Beleuchtung, sowie von Kunst- und Tageslicht stellt insgesamt eine harmonische Lichtstimmung her. Lichteffekte betonen die Gliederung der Flächengestaltung und unterstützen die Perspektivwirkung der Räume. Die Einbindung von "Sonnenlicht" als heilender Faktor für Körper, Geist und Seele und natürliche Lichtquelle spielt bei der Planung eine wesentliche Rolle. Die Räume sollten großflächig mit Tageslicht versorgt werden können. Durch satinierte Flächen flutet Tageslicht in das Praxisinnere, während der Patient vor unerwünschter Einsichtnahme geschützt bleibt. Der Einsatz transluzenter Elemente erzeugt bei Sonneneinstrahlung interessante Lichtspiele und eindrucksvolle Materialreflexionen. Variierendes Tageslicht sorgt für einen ständig wechselnden Raumeindruck und verleiht Plastizität und Formbarkeit.

Die zentrale Empfangstheke sollte hell erleuchtet sein und mit Arbeitslicht in Arbeitshöhe und kontemplativem Licht im Deckenbereich angereichert sein. Im Wechsel entsteht der besondere Reiz. Es gilt generell: Monotonie und langweiliges Licht vermeiden. Die gestalterische Anordnung der Leuchten im Deckenbereich kann den Weg des Patienten in angrenzende Räume, wie beispielsweise den Wartebereich weisen. Der Wartebereich selbst sollte ausgestattet sein mit einer Vielzahl unterschiedlicher Leuchten und Lichtsituationen (Erlebnislicht). Indirektes Licht an der Decke erhöht den Erlebniswert. Es ist ein transzendentes Licht; ein Licht, das zum Nachdenken anregt.

Positive Lichtstimmung erfährt Unterstützung durch eingefärbte Leuchten an den Wänden im Blickbereich (atmosphärisches Licht). Aufenthaltsbereiche können durch indirektes Licht in einem schwächeren Lichtniveau mit eher atmosphärischer Wirkung stehen. In den Verteilerzonen kommt vorwiegend blendfreies und abwechslungsreiches Licht zum Einsatz. Wichtige Zugänge, z. B. zu den Sprechzimmern, können mit Positionsleuchten im Deckenbereich hervorgehoben werden. Die Sprechzimmer sollten mit weichem und sanftem Licht ausgestattet sein, die ein Betrachten der Decke in liegender Position als angenehm erscheinen lässt ohne zu blenden.

FUNKTIONALE LICHTSTIMMUNG

Zusätzliches Arbeitslicht auf dem Schreibtisch oder als Stehleuchte lenkt vom medizinischen Charakter der Praxisräume ab und vermittelt vertraute Wohnlichkeit und Intimität. Die Therapieräume sollten alle mit diesem sanften und weichen, aber auch mit gleichmäßigem und sehr hellem Licht versorgt werden. Insgesamt erzeugt ein abgestimmtes Beleuchtungs- und Materialkonzept einen lichtdurchfluteten und frischen Gesamteindruck.

INNENARCHITEKTUR ALS GESTALTUNGSTHERAPIE

Zeitgemäße Innenarchitektur im medizinisch-therapeutischen Bereich distanziert sich von den herkömmlichen Sehgewohnheiten aus dem medizinischen Bereich vergangener Zeiten und dem an oftmals rein wirtschaftlichen Interessen orientierten und monotonen Einrichtungsstil sogenannter Praxiseinrichter. Sie erzeugt hingegen unter Einbeziehung sämtlicher Rahmenbedingungen und Einflussfaktoren ein Raumerlebnis das wohl dosiert ist, nicht überfordert und den Menschen in den Mittelpunkt aller Überlegungen stellt. Im Fokus steht die Aufgabe, das Wohlbefinden des Patienten wiederherzustellen.

Innenarchitektur ist keine Dekoration, sondern Gestaltungstherapie.

Prof. Rudolf Schricker
Stuttgart

GEMEINSCHAFTSPRAXIS

INNENARCHITEKTUR:
Prof. Rudolf Schricker
Stuttgart

ARCHITEKTUR:
G. Plaß, P. Kuchenreuther
Thiersheim

INNENAUSBAU:
Media-Einrichtung
Neusorg

FOTOARBEITEN:
Mark Hindley
Gerlingen

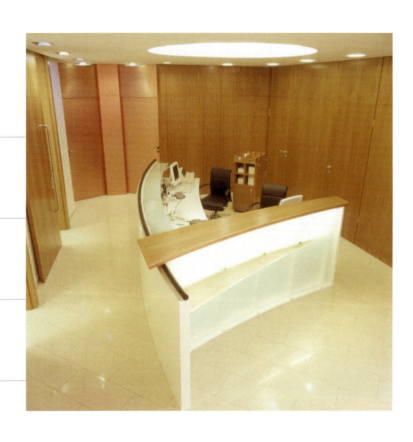

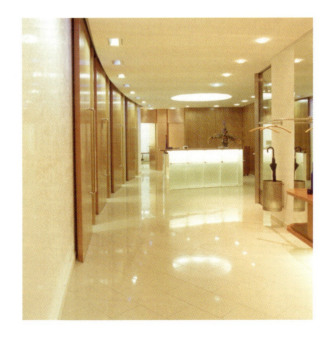

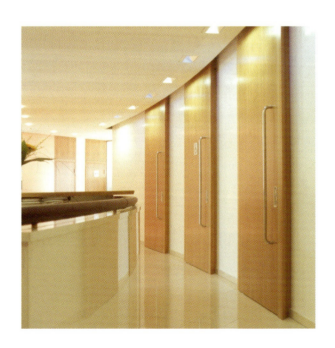

MARKTREDWITZ

In der eher ländlich geprägten Gesellschaftsstruktur in Marktredwitz übernimmt der Arzt eine andere Rolle als in der Anonymität von Großstädten. Er ist Begleiter und Vertrauter in allen Gesundheitsfragen und darüber hinaus oft auch Ratgeber in anderer sozialer Hinsicht. Deshalb muss sein Umfeld - die Praxisräume - seine Persönlichkeit ausdrücken und unterstützen.

Die Gestaltung der Praxis mit verschiedenen Materialien und Formen erinnern an individuelle Lebensepisoden und subjektive Erfahrungen des Arztes und der Patienten. Die Räume stehen in stimulierender Spannung zueinander. Transparenz, die Neugierde und Interesse weckt, steht nicht im Widerspruch zu Intimität, die dem Patienten Sicherheit vermittelt.

Die an ein Boot erinnernde Empfangstheke ist die wichtigste Anlaufstation. In der Praxis entstehen durch die abwechslungsreiche Farb- und Formenvielfalt immer neue Raumsituationen, die jeder Patient individuell erlebt. Er wird durch ein geschwungenes Sideboard und rhythmisch angeordnete Schiebetüren durch den Flurbereich geleitet. Im Wartebereich erzeugen transparente Wandelemente Offenheit. Farbige Wandtafeln sowie verschiedene Sitzmöglichkeiten und Lichtsituationen versprechen eine abwechslungsreiche Wartezeit.

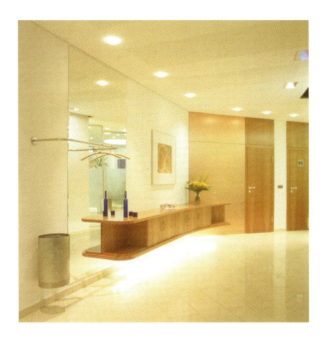

Mit Elementen wie Sitzbänken, Schiebetafeln, Lederreling und Lichtaugen werden spannungsvolle Raumbezüge hergestellt. Verwendete Materialien wie Holz, Leder, Stein, Glas und Gips assoziieren Vertrautheit und Solidität.

Gleichwohl wird die moderne Technik und ein hoher Sicherheitsstandard wie selbstverständlich in die Gestaltung integriert. Die Innenarchitektur ist Bestandteil eines medizinischen, funktionalen und persönlichen Gesamtkonzepts.

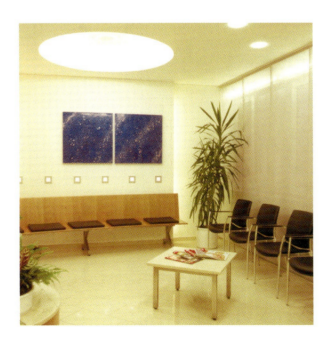

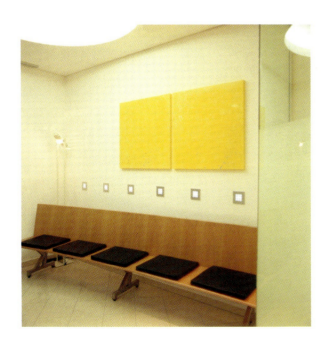

KRANKENHAUS HOHE WARTE

BAUHERR:
Staatsministerium für Gesundheit
Freistaat Bayern

ENTWURF / PLANUNG:
Architekturbüro Becher & Partner
Bayreuth
Dipl. Ing. Wolfgang Becher, Innenarchitekt
Dipl. Ing. Peter Suess, Architekt
Dipl. Ing. (FH) Erwin Huther, Architekt
Dipl. Ing. (FH) Stefan Conrad, Architekt

FOTOARBEITEN:
Hans-Peter Schwarzenbach
Hof

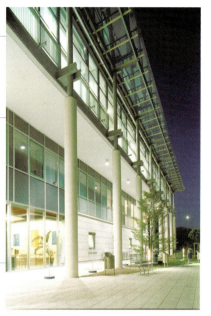
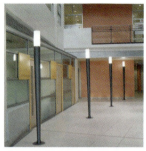
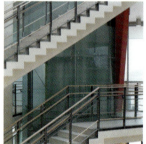

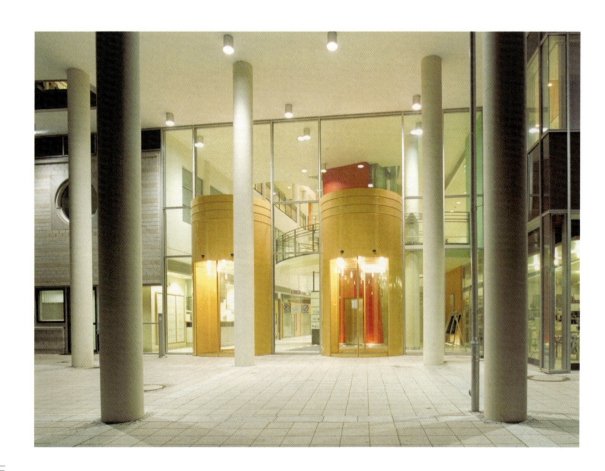

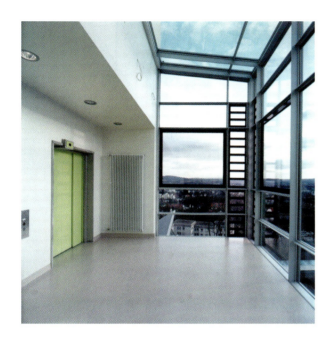
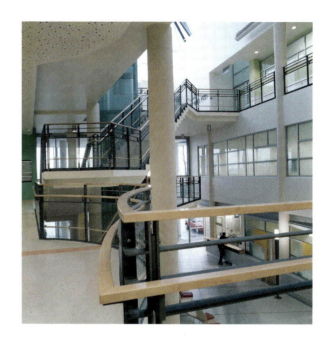

Dieses in einem Architektenwettbewerb prämierte und realisierte Bauwerk eröffnete als einzige Lösung die Möglichkeit einer neuen, prägnanten Eingangsgestaltung an der der Stadt zugewandten Südseite des Gebäudes. Dies erzeugte ein völlig neues, zeitgemäßes und der Größe des Objektes angemessenes Erscheinungsbild der Gesamtanlage. Das bestehende Krankenhaus liegt am Stadtrand von Bayreuth in ausgeprägter Hanglage am Fuß der "Hohen Warte".

Der vorgelagerte in den vorhandenen Hang situierte, dreigeschossige Neubau wird in seiner Gebäudestruktur zentral durch eine ebenso hohe, offene Eingangshalle erschlossen und versteht sich als reiner Funktionsbau, der folgende Bereiche beinhaltet: Im Erdgeschoss befinden sich neben der Patientenaufnahme zusätzliche Technikbereiche und die neue Eingangshalle. Die notwendige ebenerdige Erschließung des 2. Obergeschosses wird durch die neue Notfallaufnahme ermöglicht.

Die Architektur ist in Stahlbauweise als Massivbau mit Stahlbetonstützen, -decken und aussteifenden Stahlbetonwandscheiben ausgeführt. Die Fassade ist größtenteils als Metall-Glasfassade angelegt und wird lediglich am Eingangsgeschoss und ersten Obergeschoss durch eine zweischalige Betonsteinfassade aufgelockert.

Einen besonderen Akzent setzen die an den Haupteingängen, in kräftigem Gelb ausgeführten und stark überhöhten Rundschiebetürtrommeln, sowie das dem Zugang zur Notfallaufnahme vorgelagerte Vordach als Stahl-Glas-Konstruktion.

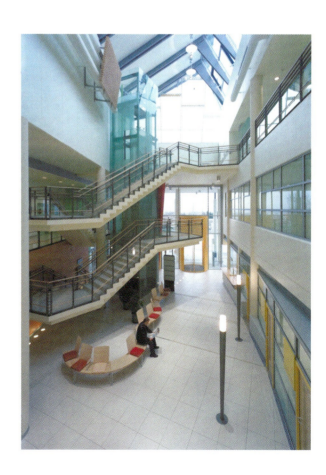

BAYREUTH

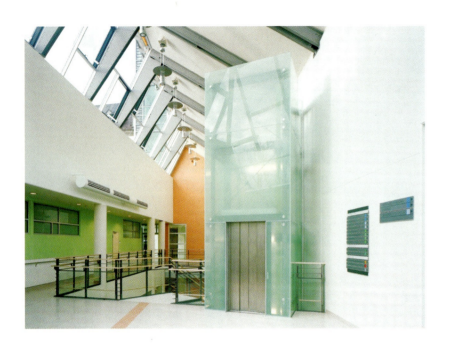

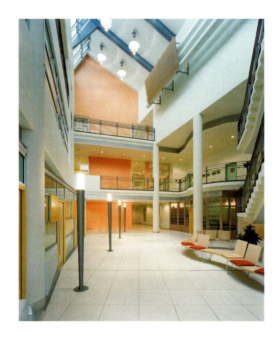

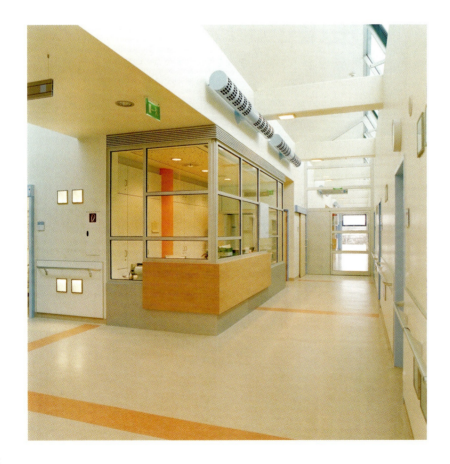

Eine Atmosphäre ohne eintönigen Krankenhauscharakter zu schaffen, war das erklärte Ziel bei dem hier gezeigten Entwurf. Das Öffnen von Blickachsen zum Außenbereich und entlang der Längsflure, war ebenso Gestaltungsgrundlage, wie die einfache Orientierung durch den Einsatz prägnanter Farbigkeit mit Signalwirkung. Besonders in den Bereichen gliedernder Raumelemente, wie den Eingängen, der ihnen unmittelbar gegenüberliegenden Wand, dem Aufzug sowie den Treppenaufgängen, wird die Innenarchitektur von überwiegend warmen, satten Farben und klaren, geometrischen Formen geprägt. Leuchtendes Gelb, freundliches Maigrün sowie helles Pfirsichorange gliedern die Räume und kontrastieren mit herkömmlichen Sehgewohnheiten im medizinischen Bereich. Klare geometrische Formen, die sich aus dem harmonischen Zusammenspiel aus Horizontalen und Vertikalen ergeben, gestalten und differenzieren Wände, Fensteraufteilungen, Einbauten sowie Empfangs- und Wartezonen. Das offen gestaltete Foyer dient als gemeinschaftliches Informationszentrum und Kommunikationsmittelpunkt. Bewusst ziehen sich die verwendeten Farben, Materialien und Formen als einheitliche Handschrift durch das gesamte Objekt und verbinden die drei Ebenen zu einer schlüssigen Einheit.

KRANKENHAUS HOHE WARTE

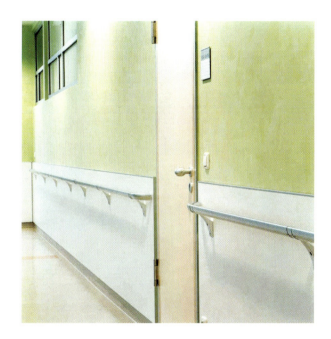
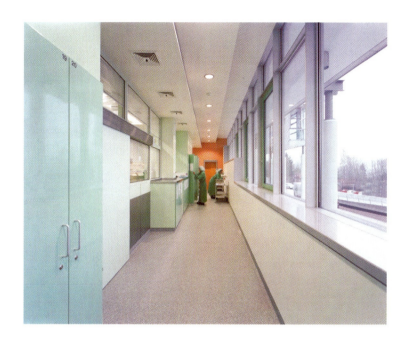

HEIZUNG / SANITÄR / LÜFTUNG:
Ing.-Büro Degel
Regensburg

ELEKTROPLANUNG:
Ing.-Büro Burghart
Nürnberg

LANDSCHAFTSPLANUNG:
Ing.-Büro Schimmel
Erbendorf i.d. Opf.

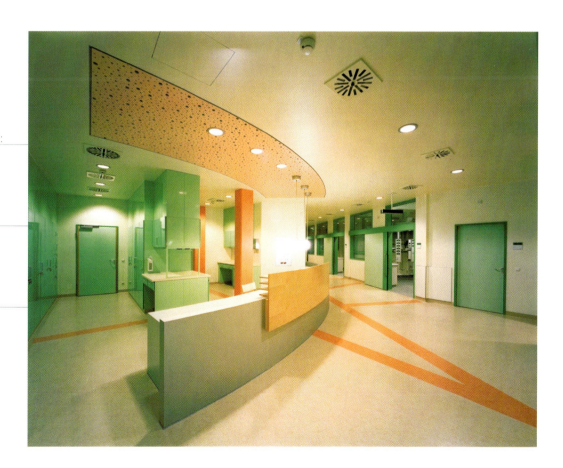

PRAXIS FÜR KINDERHEILKUNDE

BAUHERREN:
Ewa Langowski, Stephan Kollmann
Düsseldorf

ENTWURF / PLANUNG:
dLeist InnenArchitektur
Düsseldorf

FOTOARBEITEN:
Studio Giessen Digital
Düsseldorf

LICHTPLANUNG:
dLeist InnenArchitektur
Düsseldorf

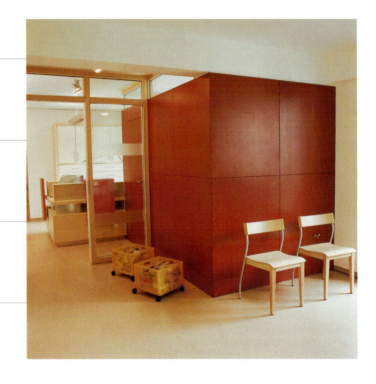

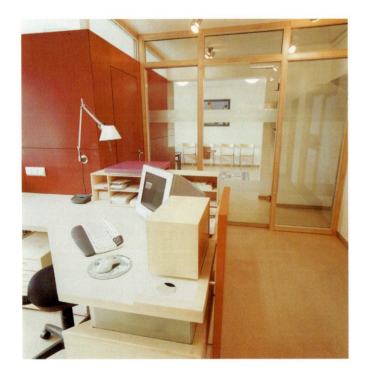

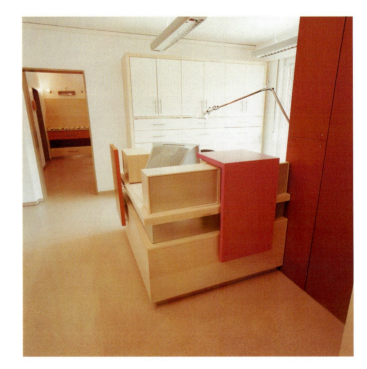

DÜSSELDORF

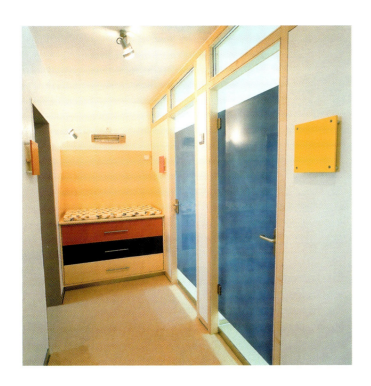

Das optische Zentrum dieser umgestalteten Kinderarztpraxis ist der Quarantäneraum. Dieser ist notwendig, da er vor allem die kleinen Besucher der Praxis vor Infektionskrankheiten schützt. Der geometrisch-kubische Körper ist in ein warmes Rotbraun getaucht, und es scheint fast so, als durchdringe er die Glaswand zwischen Empfang und Wartebereich. Seine Wand können die kleinen Patienten dort als Kreidemalfläche nutzen, während hinter dem Empfangstresen eine Ablagefläche für die Mitarbeiter entsteht. Der Empfangsbereich nimmt die kubische Form und rötliche Farbgebung in Akzenten wieder auf.

Als Luftschleuse für den Quarantänebereich dient der angrenzende Außenbalkon, der diesen Raum für Tageslicht öffnet. Das natürliche Licht erreicht auch alle innenliegenden Bereiche durch Glastrennwände und Oberlichter. Auch die bläulich eingefärbten Türen zu den Behandlungszimmern sind teilweise lichtdurchlässig und erhellen so den Flurbereich mit integrierter Wickelstation.

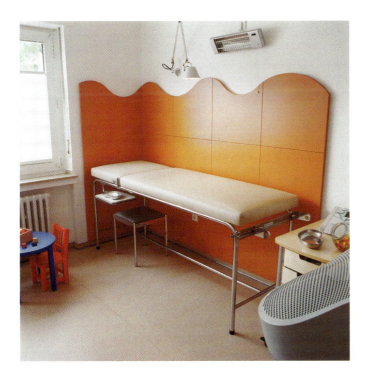

Die hellen und natürlichen Grundmaterialien der Praxisgestaltung wie Ahornholz und sandfarbener Linoleumboden erzeugen einen großzügigen Raumeindruck und eine freundliche Atmosphäre. Leuchtende Farbakzente in den Behandlungsbereichen ermöglichen auch für Kinder eine leichte Orientierung durch Zuordnung von Farben zu den einzelnen Räumen. So finden sie die Farben der Türschilder in der wellenförmig abgeschlossenen Wandverkleidung wieder, die sie bei der Behandlung umgibt. Die Schilder dienen gleichzeitig als Halter für Patientenkarten und erste Information für die Ärzte vor der Untersuchung.

Die vorgenommene Umgestaltung des Praxisablaufs durch klare Trennung von öffentlichen und nicht öffentlichen Bereichen erleichtert jetzt dem Praxisteam die Arbeit und die für den Patienten überschaubare Raumordnung sorgt für einen angenehmen Behandlungsablauf.

ZAHNARZTPRAXIS

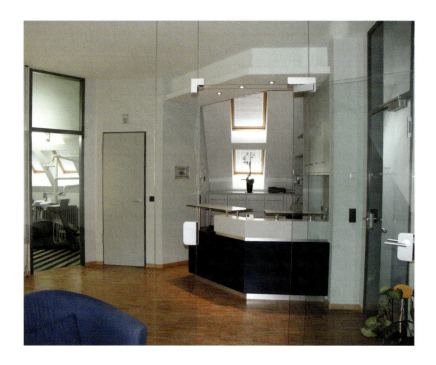

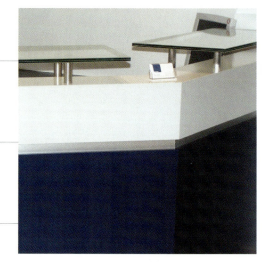

BAUHERR:
Dr. H.-G. Wenzel
Randersacker

GRUNDKONZEPTION:
Sirona Dental Depot

PLANUNG / INNENARCHITEKTUR:
architektenbüro greb
würzburg

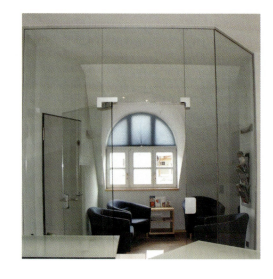

Was sich genau abspielt, wenn der Zahnarzt mit seinen Geräten im Mund des Patienten hantiert, bleibt diesem verborgen. Die Geräusche sind ohnehin unangenehm genug. Wie beruhigend, wenn einem das Gefühl von Sensibilität und Individualität vermittelt wird; Wohlbehagen der Patienten als Prophylaxe gegen die Angst.

Der architektonische Entwurfsgedanke dieser kleinen Praxis basiert auf konzeptioneller und funktioneller Klarheit. Klientel der Praxis sind nicht nur Schmerzpatienten, sondern auch "Kunden", die vom Behandler eine Dienstleistung erwarten.

WÜRZBURG

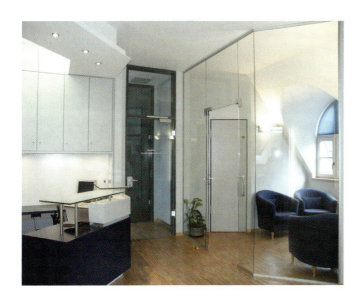

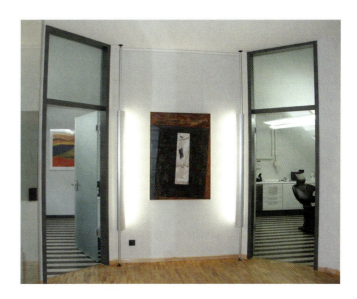

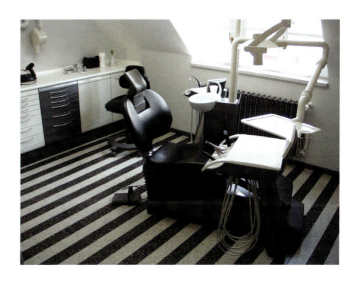

Einfache Gestaltungsmittel und die Auswahl weniger Materialien schaffen eine qualitative Zurückhaltung. Farben und Licht sind sehr wichtig, damit sich der Kunde / Patient wohlfühlt und entspannen kann. Verschiedene Materialien, Glanz-, Farb-, Haptik- und Transparenteffekte wurden behutsam zusammengefügt. Die Kontraste waren gewollt: warmes Holz - kaltes Metall, glatt - rau, weich - hart.

Die im Obergeschoss eines denkmalgeschützten Turmgebäudes befindliche Praxis wird über einen hellen Treppenaufgang und gläserne Eingangstüren erschlossen, so dass bereits außerhalb die Atmosphäre der Praxis erlebt werden kann.

Den Mittelpunkt bildet ein achteckiges Foyer, an dessen Stirn wechselnde Bilderausstellungen, seitlich gerahmt von der vertikalen Beleuchtung, die "Gäste" empfangen. Entsprechend den Handlungsabläufen des Zahnarztes ergibt sich ein sinnvolles Raumprogramm durch die ringförmig an das Foyer angeordneten Funktionsbereiche.

Der seitlich angeordnete Empfangstresen ist dem Eintretenden zugewandt, von ihm aus sind alle Räume auf kurzem Wege erreichbar und überschaubar. Während die Einrichtung zurückhaltend gestaltet ist, dominiert der schlichte, blaue Kubus der Theke mit seinen aufgeständerten Glaselementen.

Tagesbelichtung und visueller Bezug nach außen sind für die Beschäftigten, wie auch die Patienten ein wichtiger Aspekt. Direkte und indirekte Beleuchtung wurden gemischt und sind individuell zu schalten, so dass unterschiedliche Stimmungen erzeugt werden können. Eine raumhohe Glaswand gegenüber dem Empfangstresen separiert den kleinen Wartebereich, schafft Helligkeit und Transparenz sowie eine optische Erweiterung. Bevor der Patient sich auf dem Behandlungsstuhl niederlässt, heißt es zuerst entspannen. Ihn umgeben angenehme Gerüche durch Pflanzen und natürliche Materialien, außerdem verkürzen Zeitschriften, Getränke und Informationsbroschüren die Wartezeit. Patienten-WC und Mundhygiene sind von hier direkt erreichbar und der stetige Blickkontakt durch die Glaswände nach außen stellt einen positiven Bezug her. So wird das visuelle Erlebnis die Gefühle zumindest für eine Weile positiver beeinflussen, als das Geräusch des Bohrers, das aus einem Behandlungszimmer leicht gedämpft an das Ohr klingt.

Die Türen und Oberlichter der Behandlungsräume sind aus satiniertem Glas. Sie belichten das Foyer zusätzlich mit Tageslicht, schaffen Intimität und trotzdem ein wenig Durchsicht.

Frei im Raum positionierte Behandlungsstühle in den beiden Behandlungszimmern sowie flexible Apparaturen ermöglichen einen optimierten Behandlungsablauf für Personal und Zahnarzt. Die Beleuchtung der Behandlungsräume erfolgt über abgehängte Leuchten, deren fein perforierte Reflektoren das Licht direkt und indirekt zum Behandlungsstuhl und zur Decke richten. Im Blickfeld des Patienten sind Mobiles platziert, die diesen ablenken und eine für ihn beruhigende Atmosphäre schaffen.

Die Gestaltungsaufgaben wurden von der Vorsorge bis zur Nachsorge umgesetzt - in weniger medizinischen Worten - vom räumlichen Konzept bis hin zu Praxislogo, Briefpapier und Visitenkarte.

Das Leitmotiv des Praxisausbaus "architektur als medizin", umgesetzt durch Schlichtheit im Konzept und Detail, eröffnet eine angenehme natürliche Umgebung, die beruhigt und erfrischend ist, und zugleich die Angst vor dem nächsten Zahnarztbesuch nehmen wird.

ORTHOPÄDIEPRAXIS

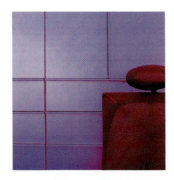
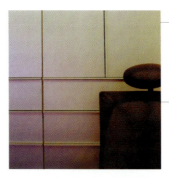
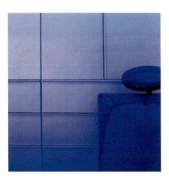
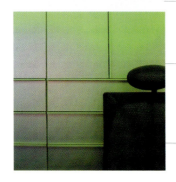

ENTWURF / PLANUNG:
PURPUR
Frankfurt am Main

INNENAUSBAU:
Schreinerei Schilling
Frankfurt am Main

LICHTPLANUNG:
PURPUR

AUSFÜHRUNG:
BIG, Frankfurt am Main
Ligro Lichttechnik, Dietzenbach

FOTOARBEITEN:
Rainer Krauss, Blende 13
Langen

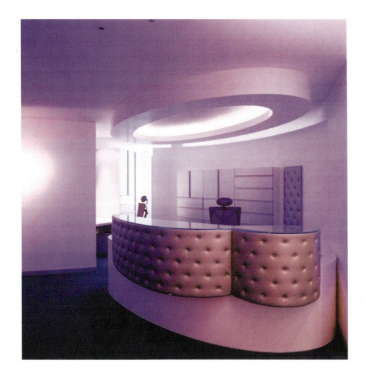
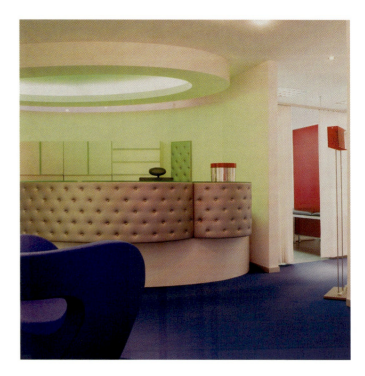

FRANKFURT AM MAIN

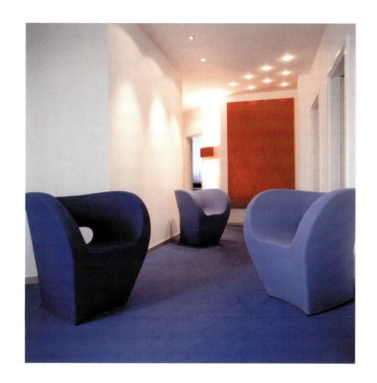

Die orthopädische Praxis in Frankfurt am Main ist ein optisches Highlight auf 155 qm. Vorgabe war es einen Raum zu schaffen, der nicht einem allgemeinen Praxischarakter entspricht, außergewöhnlich und unkonventionell.

Die Farben und Materialien sind spektakulär laut und auf den ersten Blick kühl - rotes Plexiglas, silbernes Leder, weisser Corian und blauer Filz.

Diese Idee war die Basis für ein farbiges Lichtkonzept, das den eigentlichen Raum minutenschnell verändert. Das Licht wurde in zwei ovale Deckenelemente integriert, die schwebend wirken. Sie unterstreichen die Möbel, ornamentale Filzhocker in drei verschiedenen Blautönen. Das Herzstück ist die Theke mit kühlem, silberfarbenen Lederaufsatz und einer silbernen Schrankwand als Rückfront. Nebenan befinden sich die blutroten Plexiglaskabinen, die über eine ovale, schwebende Deckenschiene mit Vorhängen verhüllt werden, wie ein Kokon. Jedes Detail ist aufeinander abgestimmt und selbst die Glastrennwand hat effektvolle Lichtstreifen, die durch eine spezielle Technik sichtbar werden.

Ein Szenario an neuen Materialien und wechselnden Farbwelten.

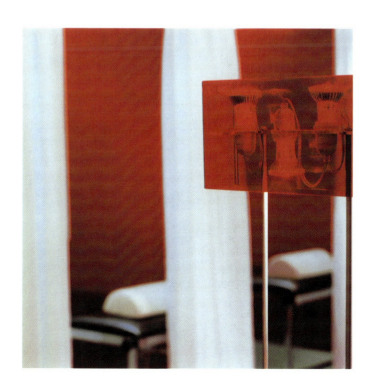
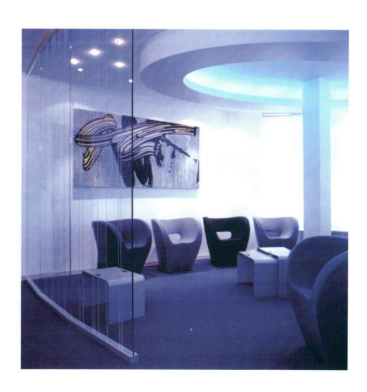

INTERNISTISCHE PRAXIS

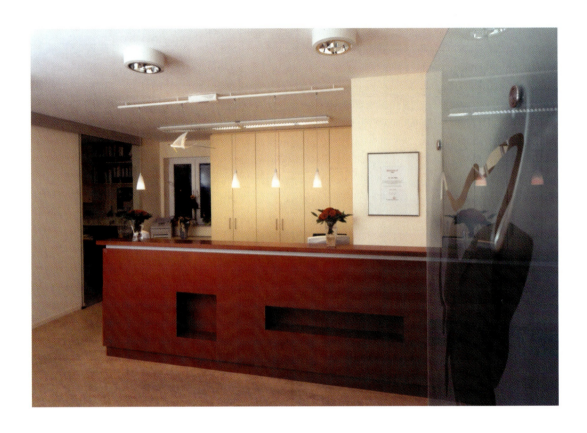

INNENARCHITEKTUR:
Schneider-Sedlaczek
Köln

BAUHERREN:
Dr. med. Uwe Höller, Millenium GmbH&Co KG
Bergisch Gladbach

INNENAUSBAU:
Tischlerei Werner Kuhl
Bergisch Gladbach

FOTOARBEITEN:
Markus Bollen
Bergisch-Gladbach

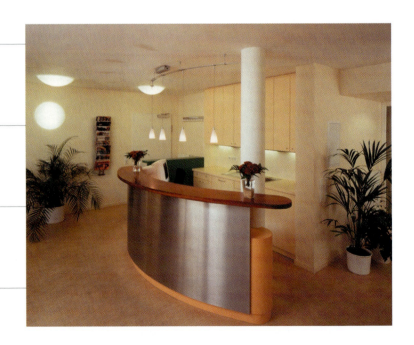

Die Möglichkeit, in einem neu errichteten Mehrfamilienhaus im städtischen Randgebiet von Bergisch Gladbach das Erdgeschoss völlig frei zu planen, nutzten Bauherren und Innenarchitekten für die Gestaltung einer internistischen Praxis mit angegliedertem Gesundheitszentrum. Zwischen beiden besteht ein enger Zusammenhang, obwohl die jeweilige Eigenart gewahrt wird.

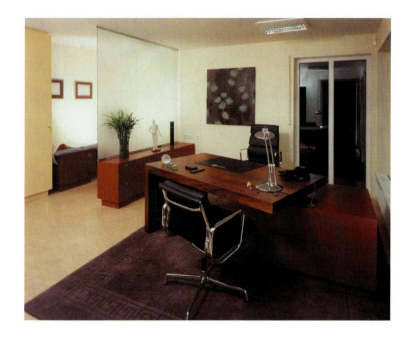

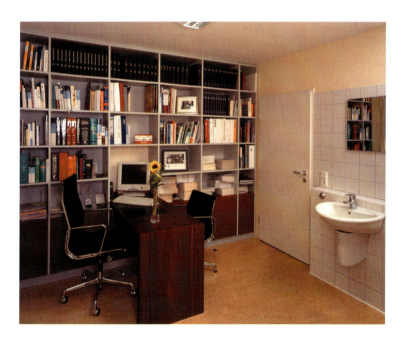

Bei der Planung wurde vor allem auf die Abstimmung der Raumanordnungen und -proportionen und ein ausgewogenes Konzept für Farben, Materialien und Oberflächen Wert gelegt. Die Wirkung jeden Raumes richtet sich nach der Funktion - mal ist die Atmosphäre kraftvoll und aktiv, mal ruhig und entspannt. Auch die individuell angefertigten Möbel sind auf die entsprechenden Anforderungen abgestimmt.

Die Praxis wird über einen großzügigen Empfangsbereich erschlossen, an den sich zur Straße die Personalräume anordnen. Die Funktionalräume befinden sich in den Innenbereichen. Alle Sprech- und Behandlungszimmer sind zum Garten ausgerichtet. Da der Patient direkt vom Empfang in diese Räume geleitet wird, entfällt das eigentliche Wartezimmer. Kurzwarteplätze sind im hinteren, ruhigeren Bereich der Praxis angeordnet. Von hier aus erfolgt auch die Verknüpfung mit dem Gesundheitszentrum durch Glastrennwände.

Warme Gelb- und Rottöne sowie Naturholzakzente bestimmen die Wirkung der Praxis. Farben und Materialien sind Möbeln und Bereichen zugeordnet und es werden so, unterstützt von individueller Beleuchtung, unterschiedliche Stimmungen erzeugt.

Das Gesundheitszentrum nimmt die Raumfarben und Materialien der Praxis auf. Die Thekenanlage dagegen stellt mit gelb und grün die Farbigkeit des Logos dar. Während die Ausstattung der Praxis eher geradlinig gehalten ist, vermittelt die Gestaltung des Gesundheitszentrums den Schwung des Unternehmenskonzeptes.

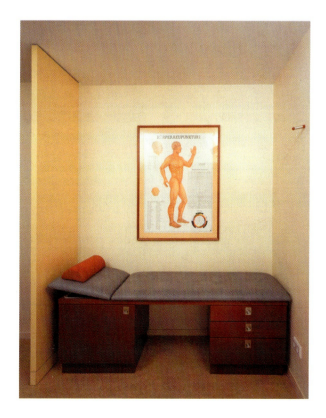

KRANKENZIMMER / FRAUENSTATION

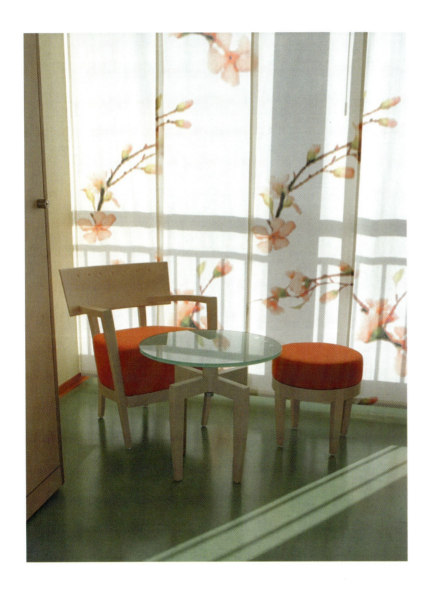

Das Marienhospital liegt im Zentrum des Kurgebietes Aachen-Burtscheid, umgeben von einer großen Grünanlage und umfasst mehrere Gebäude aus den 60er Jahren.
Die Krankenzimmer der Frauenstation, mit Bad ca. 30 qm, liegen im 2. Obergeschoß eines dreigeschossigen Langbaus.

ENTWURF / BAULEITUNG
Innenarchitekturbüro Jutta Scheld
Aachen

BAUHERR
Katholische Stiftung Marienhospital
Aachen

FOTOARBEITEN
Werner Breuhahn Bildgestaltung
Aachen

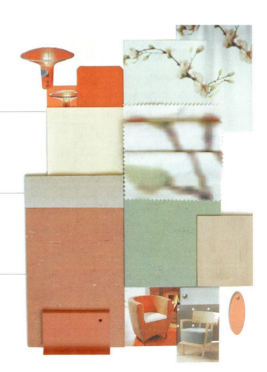

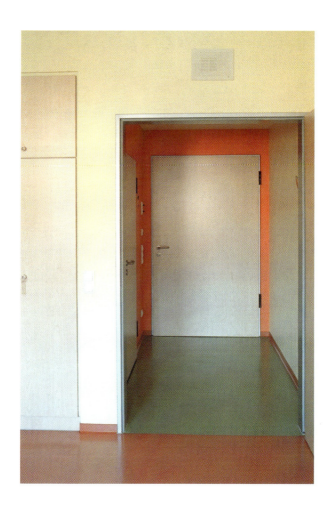

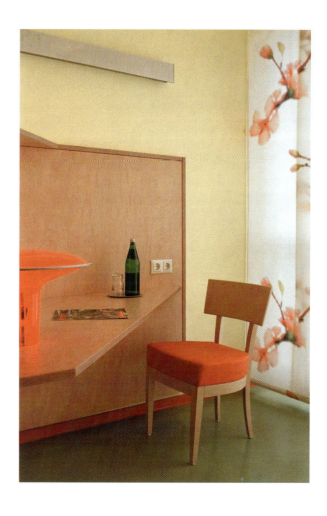

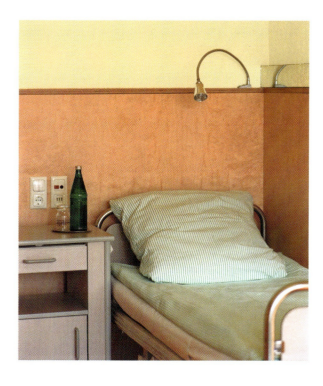

Mit der Umgestaltung der Krankenzimmer wurde eine helle und freundliche Atmosphäre angestrebt, in der sich die Patientinnen wohl und komfortabel aufgehoben fühlen sollen. Klinisches Weiß wurde bewusst vermieden, die Wände statt dessen hellgelb gestrichen, der Boden mit farbigem Linoleum belegt. Eine warme Kombination aus teils kräftigem und pastellfarbenem Grün und Orange schafft Behaglichkeit.

Im Bettenbereich wurde zudem eine halbhohe Wandverkleidung aus Ahorn-Multiplex angebracht, die zusätzliche Geborgenheit vermittelt und gleichzeitig die benötigten Elektroinstallationen verdeckt. Schalter und Steckdosen sind in die abnehmbare Verkleidung integriert.

Jedes Zimmer verfügt über einen Aufenthaltsbereich mit Sessel und Hocker, dazu ein kleiner Beistelltisch um eine am Tageslicht orientierte Leseecke zu schaffen. Die Fensterdekoration besteht aus Schiebevorhängen mit dezentem Kirschblütendesign, die zugezogen den naturhaften Charakter des Raumes unterstreichen und offen als Bahn rechts und links vom Fenster den Blick ins natürliche Grün freigeben. Ein Schreibplatz mit Ablagefläche, multimediale Ausstattung und Minibar, sowie eine persönliche und individuell nutzbare Infotafel für Menüvorschläge, Zeitschriften oder Fotos ergänzen das Angebot und tragen zur Wohnlichkeit bei.

REHABILITATIONSKLINIK

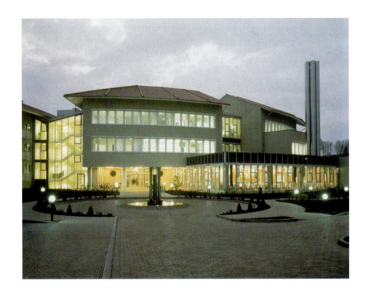
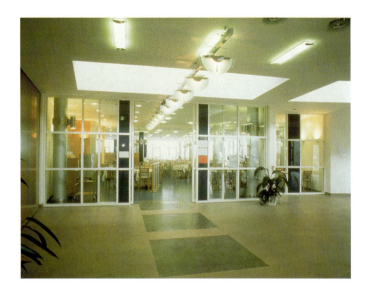

Die Rehabilitationsklinik "Am Rosengarten" ist städtebaulich in die Parklandschaft im Anschluss an den Kurgarten in Bad Sassendorf integriert und fügt sich schlüssig in die Reihe der bereits vorhandenen Kliniken ein. Die Fläche von ca. 12000 qm verteilt sich auf drei Gebäudevolumen. Hauptanziehungspunkt und zentrales Erschließungselement ist das markante Rundgebäude, in dem die Basisinfrastruktur untergebracht ist. Hier befinden sich sämtliche Therapieräume und öffentliche Zonen. Kennzeichnend für diesen Bereich steht die raumhohe Verglasung, die unterstützt durch die Einbindung etlicher Oberlichter reichlich Tageslicht in die Eingangshalle hineinfluten läßt. Alle Gebäudeachsen laufen hier zusammen. Die Empfangshalle ist Verteilerzone und kommunikativer Treffpunkt für Patienten, Besucher und Therapeuten. In der mittig angeordneten und sensibel gestalteten Sitzzone wartet der Patient auf Vorgänge und Anwendungen. Der imaginäre Mittelpunkt des radialen Gebäudetraktes liegt verborgen durch eine konvex gewölbte Wandscheibe, hinter der Rezeption als Hauptanlaufstelle.

Der Klinik stehen für etwa 230 Patienten Zimmer zur Verfügung. Neben den konventionellen Räumen gibt es auch Sonderzimmer, wie das behindertenfreundliche, rollstuhltaugliche Zimmer, das Schwerbehindertenzimmer und in geringer Zahl auch Doppelzimmer. In der Regel hat jedoch jeder Patient ein Einzelzimmer. In sämtlichen Bereichen der Klinik ist Sonnenlicht als heilender Faktor für Körper, Geist und Seele miteinbezogen. Das variierende Tageslicht erzeugt einen wandelbaren räumlichen Eindruck und verleiht den Raumkörpern Plastizität. Durch die Verglasung im Zugangsbereich sowie im Speiseraum entsteht eine transparente Architektursprache mit einladender Geste. Während tagsüber die innenliegenden Bereiche durch das natürliche Licht profitieren, gilt dies besonders in Abend- und Nachtstunden für den durch das Kunstlicht erhellten Außenbereich.

INNENARCHITEKTUR:
Prof. Rudolf Schricker
Stuttgart

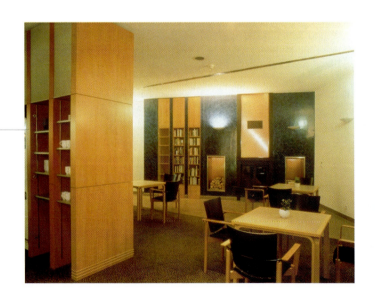

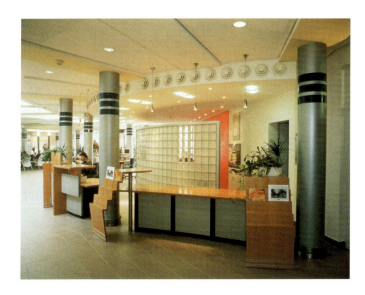

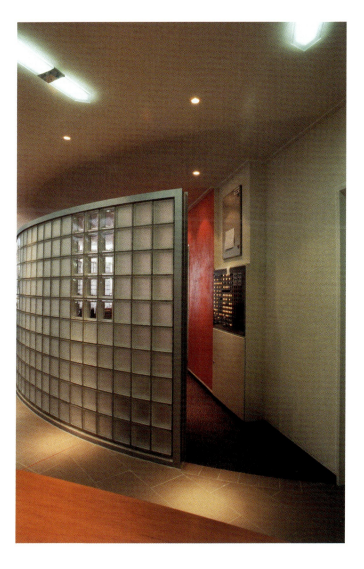

Grundlegende Intention bei der innenarchitektonischen Gestaltung der Klinikräume war die Vermeidung einer oftmals unpersönlichen Krankenhausatmosphäre. Der Patient soll hingegen das Gefühl krank zu sein weitestgehend vergessen. Im Speiseraum wurde diesem Bestreben durch den Einsatz von Paraventelementen Rechnung getragen. Es entstehen private Sitzbereiche wodurch der Raum seine Anonymität verliert.

Die Transparenz der Paravents erzeugt bei Sonneneinstrahlung interessante Lichtspiele auf dem tiefblauen Linoleum. Der bewusste Einsatz von Farben und Materialien mit psychologisch positiver Wirkung, sowie der Einsatz lebendiger Oberflächenstrukturen beeinflussen die Emotionen und schaffen auf diese Weise ein Grundgefühl von Vertrauen und Identifikation. Entscheidende Faktoren für einen schnellen Genesungsprozess.

Die raumbildenden Flächen Boden, Wand und Decke enthalten Kontrastelemente und Fixpunkte, an denen sich das Auge orientieren und verweilen kann. Die architektonischen Bezüge und geometrischen Achsen werden durch die konsequente Gestaltung der Flächen fortgeführt. Vertikale und horizontale Zäsurlinien ergeben sich aus der Konstruktion und gliedern den Raum. Spannungsreiche Kontraste sind gewollt: warmes Holz - kaltes Metall; glatte Wandpaneelverkleidung - rauhe Tapete; weiche, wallende Fensterkleider - geometrische Linienführung der Einbauten ... Auch in der Fußbodengestaltung wiederholt sich das Prinzip der auflockernden Kontraste. Bodenbelagswechsel betonen die Zugangstüren der Patientenzimmer. Quadratische Intarsien weisen auf Treppenhäuser, Eingangsbereiche und Raumübergänge hin. Sie erleichtern als wiederkehrendes Gestaltungsmittel die Orientierung innerhalb des Gebäudes. Verkehrsflächen und Anlaufstellen sind über eindrucksvolles Licht und Materialreflexionen hell erleuchtet, Sitz- und Aufenthaltsbereiche stehen durch den Einsatz von Lichtstelen und indirekter Beleuchtung in einem schwächeren, privateren Lichtniveau. In den Fluren sorgen Wandleuchten für blendfreies, abwechslungsreiches Licht. Das abgestimmte Beleuchtungs- und Materialkonzept sowie die einfühlsame Ausgestaltung der einzelnen Bereiche, sorgen für ein lichtdurchflutetes und frisches Gesamterscheinungsbild.

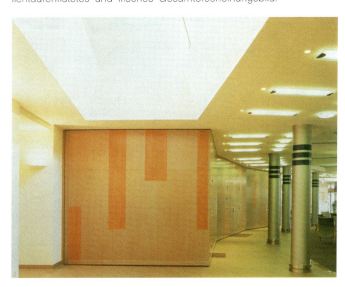

LICHT als THERAPIE

BENUTZERFREUNDLICHE BELEUCHTUNGSKONZEPTE

Neue Gestaltungskriterien sollen den schon lange vernachlässigten Architekturbereich der Krankenhäuser, Privatkliniken und Arztpraxen verändern. Aus dem staubigen Einheitsgrau vieler medizinischer Bereiche sollen angenehme, benutzerfreundliche, in der Lichtqualität fein abgestimmte Räume werden. Die Zukunft der Beleuchtung von Krankenhäusern und Arztpraxen liegt darin, sich - neben allen wichtigen und notwendigen speziellen Anforderungen, die in einem medizinischen Bereich unumgänglich sind - an dem Patienten und seiner exponierten Situation zu orientieren. Eine gute Innenarchitektur im Zusammenwirken mit auf die jeweilige Situation abgestimmtem, gezielt eingesetztem Licht kann von Einfluss sein für eine schnellere Genesung der Patienten und so für kürzere Krankenhausaufenthalte sorgen.

LICHT BESTIMMT DIE ATMOSPHÄRE

Der Patient ist der Kunde, der heute immer mehr auswählt und selbst bestimmen möchte, in welcher Klinik oder Praxis er sich behandeln lässt. Diese Entscheidung hängt in erster Linie von der medizinischen Kompetenz der behandelnden Ärzte ab, jedoch wird die Wahl in zweiter Hinsicht vom Gesamteindruck des Krankenhauses oder der Praxis bestimmt. Die Klinik oder die Praxis, der wir uns anvertrauen, soll Seriosität, Kompetenz und eine angenehme, harmonische Atmosphäre ausstrahlen. Nicht das für uns oft negativ behaftete, zweckmäßige, in jeder Beziehung sterile Haus für Kranke, sondern der heilende Ort für einen temporären Aufenthalt soll das Gebäude sein, in dem wir gesund werden wollen.

Aus der Erinnerung assoziieren wir eine Gleichmäßigkeit und Monotonie in der Wirkung der Beleuchtung medizinischer Einrichtungen. Dies steht im deutlichen Kontrast zu den Sehgewohnheiten unseres sonstigen Alltags.

Die Räume, die uns im täglichen, öffentlichen Leben umgeben, sind gestalterisch längst weiterentwickelt und neu bedacht. Beispiel dafür sind Bürobereiche, Banken, Hotels, Geschäftszentren, Kino- und Theatersäle, usw.. Beleuchtung ist hier ein wichtiges Gestaltungsmittel, das durch zielgerichteten Einsatz je nach Situation akzentuiert, zoniert, stimuliert, ...

Darüber hinaus spielt - heute mehr als je zuvor - für einen Großteil der Bevölkerung der Einklang von Körper und Geist eine wichtige Rolle. Die Menschen begeben sich für Ihre Gesundheit z. B. in spezielle Wellnessräume, Fitness-Studios und Ayurveda-Kliniken, deren Beleuchtungssituationen in diesem Sinne gestaltet sind. Dementsprechend möchten wir im Falle einer Krankheit oder eines notwendig werdenden Klinikaufenthaltes auf Räumlichkeiten treffen, die den speziellen Umständen gerecht werden und uns diese besondere Situation erleichtern.

WIRKUNG UND FUNKTION VON LICHT

Neben der Innenarchitektur und moderner Krankenhaustechnik ist die Beleuchtung eine entscheidende Komponente, um die verschiedensten Situationen und Bereiche einer Praxis oder Klinik in angemessener Weise zu inszenieren. Die Lichtsituation ist maßgeblich für die Wahrnehmung unserer Umgebung. Die Orientierung und das Bewerten eines fremden Ortes werden durch das Licht gelenkt. Es ruft Emotionen hervor, lässt Räume auf unterschiedlichste Art und Weise wirken. Durch die Inszenierung der Farbe der Innenarchitektur oder durch eigene Farbigkeit kann Licht Stimmungen bilden, harmonisieren oder verändern. Es beeinflußt unseren Gemütszustand. Gefühle wie Angst, Unsicherheit, Hilflosigkeit, sich ausgeliefert und eingesperrt zu fühlen sind nur einige der Empfindungen, die wir bei einem Klinikaufenthalt oder Arztbesuch erleben. Dem entgegenzuwirken sollte ein Hauptanliegen zielgerichteter Lichtplanung sein.

TAGESLICHT UND LICHTSTEUERUNG

Dem Raum kann durch das Beleuchtungskonzept ein erweiterter Bezug zur Außenwelt gegeben werden. Durch Tageslichtumlenkung oder den Einsatz von dem Tageslicht gleichen Licht ist es möglich, dem Patienten das Gefühl zu geben, am Leben "draußen" teilzunehmen. Zu wissen, wie beispielsweise das Wetter ist, ist besonders in der Situation eines bettlägerigen Patienten wichtig, da er oftmals lange Zeit ganz oder teilweise ohne Kontakt zur Natur lebt. Der Bezug zu ihr und zum natürlichen Licht hat einen großen Anteil am Verlauf der Genesung. Grundsätzlich ist der Einklang und das Zusammenspiel von Farbe und Licht in Innenräumen von großem Einfluss auf das Wohlbefinden der Nutzer.

In Abhängigkeit von der körperlichen Verfassung des Patienten wird bei zunehmend stabilerem Gesundheitszustand (z. B. nach Operationen) das Bedürfnis nach aktiver Selbstbestimmung größer. Etwas mehr Spielraum und Möglichkeiten, selbst zu bestimmen, führen zur größeren Zufriedenheit des Patienten und damit zu einer schnelleren Genesung. Eine Variante ist z. B. der Einsatz von Lichtsteuerungsanlagen, mit denen der Patient selbst über die für ihn angenehmste Lichtsituation entscheidet. Die eigenständige Handhabung von dem Bettbereich direkt zugeordneter Lichttechnik ermöglicht es, eine individuelle, private Atmosphäre in das oftmals gemeinsam mit anderen Patienten genutzte Krankenzimmer zu bringen.

BELEUCHTUNGSKONZEPT FÜR PATIENT, PERSONAL UND BESUCHER

Das Beleuchtungskonzept muss drei Gruppen von Personen einbeziehen:

Der Patient, als direkter Nutzer und Hauptperson, befindet sich in einem labilen Zustand, in einer fremden Umgebung, in der fremde Personen in seine Intimsphäre eingreifen. Sein Aktionsradius ist stark eingeschränkt. Die Räumlichkeiten sollen dem Patienten ein Gefühl von Zuversicht und Vertrauen vermitteln. Er soll sich als Hauptperson fühlen und seine Bedürfnisse an Privatsphäre berücksichtigt wissen. Das Licht schafft dafür eine an vertraute Situationen erinnernde Atmosphäre und trägt zum Wohlbefinden des Patienten und zu seiner besseren Genesung bei.

LICHT ALS THERAPIE

Das Personal, das heißt Ärzte, Pfleger und Krankenschwestern, befindet sich in einem täglichen Arbeitsablauf, der gekennzeichnet ist durch Schicht- und Nachtdienste. Es ist verantwortlich, eine 24 Stunden umfassende, optimale medizinische Versorgung zu gewährleisten. Zusätzlich ist das Personal, im direkten persönlichen und körperlichen Kontakt mit den Patienten, extremen psychologischen und physiologischen Stresssituationen und mentalem Druck ausgesetzt. In einem modernen Arbeitsumfeld mit einer funktionierenden, harmonischen Lichtsituation kann das Personal entspannter und motivierter arbeiten. Die Beleuchtungssituation ist abzustimmen auf die medizinischen Erfordernisse und die räumlichen Gegebenheiten. Der Ablauf der verschiedenen Arbeitsschritte wird durch das Licht steuerbar gemacht und unterstützt.

Der Besucher befindet sich in der Situation, sich in einem fremden Gebäude zurechtzufinden. Er benötigt eine klare Übersichtlichkeit mit ausreichender Helligkeit um sich zu orientieren. Der Besuch eines ihm nahe stehenden Menschen wird von unterschiedlichsten Ängsten und Sorgen begleitet. Oft werden diese Gefühle noch durch eigene schlechte Erfahrungen verstärkt. Der für Patienten so wichtige Kontakt zur Familie, von der er unter besonderen Umständen lange getrennt ist, wird auch durch die Umgebungssituation beeinflusst. Durch die harmonische, freundliche Gesamtsituation des Krankenhauses wird der Besucher positiv gestimmt und baut seine Anspannung ab. Die Entfremdung zum Patienten, der den Bezug nach draußen ganz besonders benötigt, kann durch die harmonische Licht- und Raumsituation gemildert werden. Diese Stimmung gibt der Besucher weiter an den Patienten und beeinflusst damit indirekt den Prozess der Genesung.

Mit der Lichtplanung ist auf die örtlichen und räumlichen Gegebenheiten, auf die speziellen medizinischen Anforderungen und auf die Bedürfnisse der Patienten zu reagieren.

'Wie finde ich den richtigen Weg...'

AUSSENBEREICH

Ohne die Umgebung des Krankenhauses oder der Klinik zu sehr aufzuhellen, wird durch die eindeutige, beleuchtete Wegführung sichergestellt, das der Besucher zu jeder Tages- und Nachtzeit sicher geleitet wird. Das gilt für Fuß- und Radwege wie für Straßenführungen. Ein beleuchtetes Ausschilderungssystem gibt zudem genauere Hinweise zur Standortverteilung der einzelnen medizinischen Abteilungen, was speziell auf großen Klinikgeländen wichtig ist.
Von besonderer Priorität ist die Beleuchtung der Notaufnahme, die von jedem sofort mühelos zu finden sein muss. Alle Eingänge sollten freundlich, hell und deutlich sichtbar und als erster Eindruck die Visitenkarte der Klinik oder Praxis

PRAXIS UND KLINIK

sein. Spezielle Sicherheitsanforderungen gilt es im Bereich der Rollstuhlrampen zu bedenken. Der bodennahe Bereich ist hier gesondert auszuleuchten. Auch Spezialbereiche eines Klinikgeländes, wie z. B. der Hubschrauberlandeplatz, müssen in angemessener Weise beleuchtet werden.

EINGANGSBEREICH UND FOYER

‚Wie kann ich mich im Haus orientieren...?'

Die Lichtsituation des Eingangsbereiches soll helfen, Schwellenängste abzubauen und durch akzentuiertes, helles Licht dem ersten Unbehagen beim Betreten der Räume entgegenzuwirken. Die gesamte Situation bereitet dem Besucher oder Patienten einen freundlichen Empfang. Die im Raum befindlichen Informationsflächen sind deutlich sichtbar zu machen, z. B. indem diese selbstleuchtend ausgeführt sind. Zugleich wird durch die gut geplante Beleuchtung des Foyers die Orientierung der Benutzer erleichtert. Empfang und Informationsbereich sind lichttechnisch so zu gestalten, das sie als helle Insel besonders herausgestellt werden und als Anlaufstelle für den Besucher oder Patienten eindeutig erkennbar sind.

Ein farblich akzentuiertes Lichtsystem leitet Besucher und Patienten durch die weiteren Bereiche des Gebäudes und unterstützt die Orientierung auf fremdem Terrain. Gezieltes Lichtmanagement berücksichtigt überdies die unterschiedlichen Rahmenbedingungen von Tag- und Nachtsituation und reagiert durch eine darauf abgestimmte, differenziert zu schaltende Beleuchtung.

ÖFFENTLICHE BEREICHE

‚Wie kann ich am täglichen Leben teilnehmen...?'

Variables Licht unterschiedlicher Intensität und Direkt-/Indirekt-Beleuchtung wirken sich gleichermaßen förderlich auf Entspannung und Kommunikation aus. In Bereichen, die unseren normalen Lebens- und damit Sehgewohnheiten entsprechen und losgelöst sind vom sonstigen Krankenhausalltag kann der Patient eintauchen in ein Gefühl von Normalität. Cafés und Läden wie Blumengeschäft, Kiosk, Friseur und Apotheke sollten in gleicher Weise beleuchtet werden, wie uns das aus dem Stadtleben bekannt ist. Im kommunikativen Bereich des Cafés oder der Cafeteria soll eine private, einladende Lichtsituation mit z. B. Pendelleuchten, Wandleuchten und /oder akzentuierenden Downlights gestaltet werden. Die Ladenbereiche haben eine spezielle Schaufensterbeleuchtung mit hoher Beleuchtungsstärke. Dadurch entsteht in diesem Bereich des Krankenhauses eine lebendige Zone halböffentlichen Lebens, die als Ablenkung und Bezug zur Außenwelt auf die Patienten und deren Familien und Freunde eine positive Wirkung hat.

LICHT als THERAPIE

„Wie finde ich mich zurecht...?"

Sicherheit und Orientierung bei Tag und Nacht stehen im Vordergrund für die Beleuchtung der Flure und Treppen. Tagsüber wird eine gute allgemeine Beleuchtung benötigt mit additiver Akzentbeleuchtung und übersichtlicher Wegführung. Nachts ist es wichtig, besonders den Fußboden zu erhellen und mit punktuellen, wegweisenden Lichtquellen wichtige Bereiche hervorzuheben. Für die dem Patienten direkt zugeordneten Flure und Wartezonen soll zusätzlich ein privates Lichtambiente unterschiedlicher Lichtfarbe zugeschaltet werden können. Deckenpendel- und Wandleuchten unterstützen dies.

VERKEHRSWEGE

„In welcher Etage ist die Abteilung...?"

Die Beleuchtung im Aufzug ist so gestalten, das die enge, beklemmende Situation des begrenzten Raumes aufgehoben wird. Mit farbigem Licht kann zusätzlich eine Orientierungshilfe gegeben werden.

AUFZÜGE

„Als erweiterte Bereiche zum Krankenzimmer..."

Für Patienten mit bestimmter Mobilität bieten Aufenthaltsräume die besondere Chance, die räumlich begrenzte Zimmersituation zu verlassen, sich in einer caféähnlichen Situation aufzuhalten und Kontakt zu anderen Patienten herzustellen. Eine entspannte Lichtsituation aus indirekter Beleuchtung und punktuellem, akzentuiertem Licht betont auch die Wartebereiche. Dies sind Räume, in denen die Lichtsituation eine angenehme Stimmung schafft, um abzulenken von der angespannten Zeit des Wartens auf eine anstehende Untersuchung oder Diagnose.

AUFENTHALTS-, SPEISE- UND WARTERÄUME

„Als temporäre, private Bereiche..."

Die Beleuchtung der Krankenzimmer soll zum einen den behandlungstechnischen Erfordernissen entsprechen, zum anderen aber den Bedürfnissen der Patienten gerecht werden. Ähnlich der Situation eines Hotelzimmers soll die Beleuchtung helfen, eine entspannte, Geborgenheit vermittelnde Atmosphäre zu schaffen. Akzentuierendes, gebündeltes Licht in einheitlicher Lichtstärke wirkt vorschneller Ermüdung der Augen entgegen. Tageslichtumlenkung in den Zimmern sorgt für tageszeitabhängiges Licht und erhöht so den Bezug zur Außenwelt. Sonnenlichtgleiche Helligkeitspunkte bieten die Assoziation zu einem Sommertag und wirken sich positiv auf die Raumatmosphäre aus.

KRANKENZIMMER

PRAXIS UND KLINIK

Mit Hilfe einer platzgebundenen Lichtsteuerung kann der Patient individuell die Lichtsituation im Bereich seines Bettes bestimmen und beeinflussen. Diese Möglichkeit mindert das Gefühl des Fremdbestimmtseins. Auch der bewegungseingeschränkte oder bettlägerige Patient ist in der Lage, Einfluss auf seine direkte Umgebung zu nehmen. Eine dem Bett zugeordnete, tischbezogene, wohnliche Leuchte, deren Lichtfarbe und -stärke variabel einstellbar ist, betont die private Atmosphäre.

Die Putzbeleuchtung im Bereich der Zimmer ist besonders sensibel zu planen. Für die Reinigung wird ein hohes Maß an Helligkeit benötigt, wobei das Licht den Patienten jedoch nicht blenden sollte. Der bodennahe Wandbereich ist dementsprechend zu beleuchten.

BÄDER

‚Als temporäre, intime Bereiche ...'

Einerseits steht in diesem Bereich die Hygiene im Vordergrund, andererseits soll eine private Atmosphäre geschaffen werden. Dies wird durch den gezielten Einsatz von Downlights, Wand- und Einzelleuchten erreicht. Die Spiegelbeleuchtung soll die Wirkung der Farben und speziell die der Hautfarbe optimieren und sich so förderlich auf das Wohlbefinden des Patienten auswirken. Durch die getrennten Schaltungen der verschiedenen Beleuchtungskörper kann der Patient die ihm angenehmste Lichteinstellung auswählen.

FUNKTIONSBEREICHE

‚Als Bereiche für Untersuchung, Behandlung und Beratung ...'

Im Funktionsbereich von Behandlungen und Untersuchungen, wie z. B. Röntgen, Computertomographie und Ultraschall, wird sowohl ein Licht benötigt, das den medizinischen Voraussetzungen entspricht als auch eine Atmosphäre, in der sich der Patient sicher und aufgehoben fühlt. Für die Arbeit am Computer wird eine absolute Blendfreiheit benötigt. Die Beleuchtung soll in jedem Fall dimmbar sein, so das differenziert werden kann zwischen Gesprächs- und Untersuchungs-/ Behandlungssituation. Gerade in diesen Räumen empfinden wir den Bezug zur Außenwelt als besonders angenehm und beruhigend. Tageslichtumlenkung ist ein Mittel, um die gewünschte Atmosphäre zu schaffen. Akzentuierte helle und dunkle Bereiche sowie indirekte Beleuchtung unterstützen die Privatheit der Situation.

Dort, wo sich Räume im Gebäudekern befinden und eine natürliche Beleuchtung nicht möglich ist, ist ein variables, in der Intensität wechselndes Lichtniveau mit sonnenhellen Bereichen zu schaffen. Auch für Räume, die aufgrund medizintechnischer Erfordernisse abgedunkelt sind, z. B. Röntgenräume, ist mindestens ein besonders erhellter Lichtbereich einzuplanen, an dem sich das Auge orientieren kann.

LICHT ALS THERAPIE

Besonders zu berücksichtigen sind die hier benötigten Umkleidekabinen. Die beklemmende, meist enge Situation des An- und Ausziehens soll durch ein helles, akzentuierendes Lichtniveau mit guter Farbwiedergabe positiv beeinflusst werden. Der Bereich der Behandlungen, wie z. B. Krankengymnastik, Bäder, Massagen und physikalische Therapie, erfordert individuell abgestimmtes Licht, das mit einer höheren Beleuchtungsstärke für Grundhelligkeit sorgt und gleichzeitig mit akzentuierendem Licht Hell-Dunkel-Zonen schafft. Hier ist es notwendig, Teilbereiche wie z. B. Massagekabinen, differenziert regulieren zu können. Auch der Bäderbereich ist stimmungsvoll zu inszenieren, damit das Sichwohlfühlen des Patienten nicht allein durch die Behandlung sondern auch durch die Umgebung unterstützt wird.

PERSONALBEREICHE

„Als persönliche Arbeitsplätze ...'

Die Personalbereiche sowohl der Kliniken als auch der Arztpraxen müssen oft multifunktional sein. Sie benötigen insgesamt eine hohe Beleuchtungsstärke, da hier spezielle Aufgaben, wie beispielsweise Medikamenteneinteilungen, durchgeführt werden. Auf der anderen Seite muss blendfreies Licht für die Arbeit am Computer gewährleistet sein. Der private Arbeitsraum des Personals dient überdies als Rückzugsort und soll deshalb eine wohnliche Lichtkomponente beinhalten. Dies kann durch zusätzliche Wand- und Tischarbeitsleuchten unterstützt werden. Unterschiedliche Tag- und Nachtsituationen sollten steuerbar sein.

ENTBINDUNGSSTATION

Bereiche mit speziellen Anforderungen

Die Lichtsituation schafft hier eine besondere, wohnliche Atmosphäre, die die notwendige medizinische Gegenwart in den Hintergrund treten lässt. Immer weniger möchte man heute die Geburt eines Kindes unter diesem Aspekt sondern als natürlichen Ablauf mit der Sicherheit der Medizin im Rücken sehen. Dementsprechend werden die Räumlichkeiten auch wie Privaträume beleuchtet. Das medizinisch notwendige Licht ist in Abhängigkeit von der Situation einzusetzen, steht aber nicht im Vordergrund. Steh- und Wandleuchten setzen die Räume in dementsprechendes Licht.
Spezielle Bereiche, wie der Tisch im Kreißsaal, auf dem das Baby untersucht wird, sind durch zonierte Lichtinseln von der sonst gedimmten Lichtsituation zu differenzieren. Hier ist es besonders wichtig, die Hautfarbe richtig darzustellen.
Die Lichtsteuerung ist eine wichtige Möglichkeit für das Personal, um das Licht im Entbindungsraum mit seinen sehr unterschiedlichen Anforderungen zu regeln. Zum einen ist der Kreißsaal Geburtsort mit mildem, dimmbaren

Licht und privater Atmosphäre und zum anderen Untersuchungsraum, der ein hohes Beleuchtungsniveau oder Operationslicht erfordert. Für den Patienten sollte es daher einfache Möglichkeiten geben, die Lichtsituation selbst zu verändern.

Der Sonderbereich des Krankenzimmers ist der Wickelplatz. Hier muss vor allem in der Nacht ein regelbares, blendfreies Licht eingesetzt werden können, so dass angenehmes Licht spezifische Raumbereiche erhellt, ohne andere Mütter und Kinder zu stören.

Das Licht im Säuglingszimmer muss eine der Lichtempfindlichkeit der Säuglinge angepasste Blendfreiheit gewährleisten und die Möglichkeit bieten, bei neutraler Beleuchtung medizinische Diagnosen zu stellen. Für die Geborgenheit der Kinder kann eine farbige Rot-/Blau-Lichtsituation geschaffen werden, in der sich Babys besonders wohlfühlen.

PÄDIATRIE

Die Atmosphäre der Kinderstation oder -praxis ist freundlich, spielerisch, farbig und lebendig. Das Licht soll motivieren, Dinge zu entdecken, zu spielen, sich zu bewegen. Die Verteilung der Beleuchtungsquellen sollte unregelmäßig, spannend, akzentuierend und farblich differenziert sein. In den Spielzimmer kann eine einfache, von den Kindern selbst zu bedienende Lichtinstallation geplant werden, die die Möglichkeit bietet, mit den umgebenden Lichtquellen zu experimentieren und so auf spielerische Art ihre Funktionsweise zu erlernen.

Im Bereich der Zimmer sollte eine besonders wohnliche, ruhige Lichtatmosphäre herrschen. Der Ausnahmezustand, der in einer Familie herrscht, wenn ein Kind im Krankenhaus ist, ist durch eine vertraut anmutende Situation auszugleichen. Den Kindern, für die besonders die Nacht in der Klinik einen enormen Eingriff in ihre sonstigen Gewohnheiten darstellt, sollte ein kleines Stück zu Hause gegeben werden. Beleuchtungstechnisch kann dem entsprochen werden, indem jedes Kind eine eigene Nachttischleuchte zur Verfügung hat.

GERIATRIE

Im Bereich der Geriatrie muss der Anteil der Wohnlichkeit und Vertrautheit ausstrahlenden Beleuchtung erhöht werden, um den älteren Menschen mehr Unterstützung beim Zurechtfinden und Wohlfühlen in der fremden Umgebung zu geben.

Der im Alter nicht mehr so guten Sehstärke und Sehhelligkeit der Patienten ist durch eine generell erhöhte Beleuchtungsstärke in den Bereichen des Lesens und auch in den Bädern zu entsprechen.

Der vermehrte Einsatz von Orientierungsleuchten ist empfehlenswert. Insgesamt sollte eine angenehme Raumhelligkeit geschaffen werden, ohne auszuleuchten oder zu blenden.

Dipl. Psychologe Torsten Braun mit
Dipl. Ing. Innenarchitektin Patricia Vedder
Limburg / Staffel

MUSTERZIMMER MARIENHOSPITAL

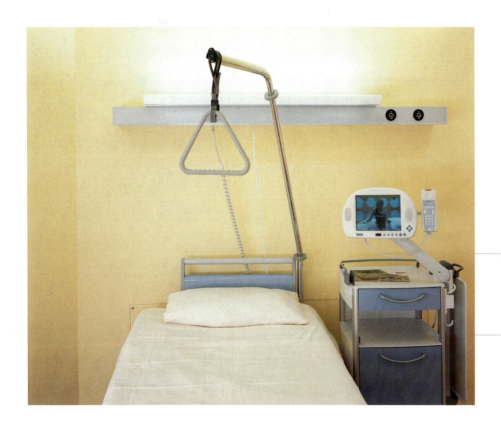

BETREIBER:
Marienhospital
Oelde

LICHTLÖSUNG:
Zumtobel Staff - Das Licht
Lemgo

In diesem Musterzimmer in Oelde wurde für die Patienten ein innovatives Produkt aus dem Hause Zumtobel Staff eingeplant. Licht und Farbe bilden in diesem Raum eine angenehme Stimmung zur Rekonvaleszenz. Wissenschaftliche Studien belegen, dass geschickt eingesetzte Pastellfarben im Patientenzimmer eine positive Wirkung auf den Genesungsprozess haben. Über das Medium Licht erfahren wir Geborgenheit und Wohnlichkeit, welches zum Abbau von Ängsten und Unbehagen beiträgt. Farbe über Licht in den Raum zu bringen, bietet den Vorteil, dass es sich - anders als Mobiliar oder farbige Wandflächen - einfach variieren und kontinuierlich verändern lässt. Mit dem Tagesverlauf wird die Intensität und die Farbigkeit des Lichtes entsprechend dem Vorbild der Natur nachempfunden.

Diese an die Tageslichtsituationen orientierte Lichtstimmung - angefangen von einem frischen Himmelblau am Morgen bis zum warmen Orange eines Sonnenuntergangs - ist ein sehr angenehmer und dezent spürbarer Impuls und sorgt für Lebendigkeit. Besonders zu erwähnen ist zudem die auf die im Krankenhaus notwendigen Funktionsmerkmale zugeschnittene Bedienung. Es ist jederzeit möglich, neutrales Licht zur Visite oder Behandlung einzustellen. Selbst Lesebeleuchtung oder Nachtlicht sind individuell steuerbar in dieses Konzept integriert.

Für die innenarchitektonischen Raum- und Farbkonzepte bedeutet diese Möglichkeit der Gestaltung eine intensive Auseinandersetzung mit Material und Farbe.

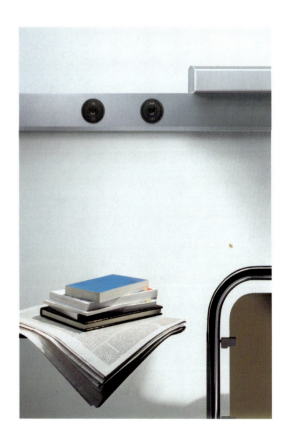

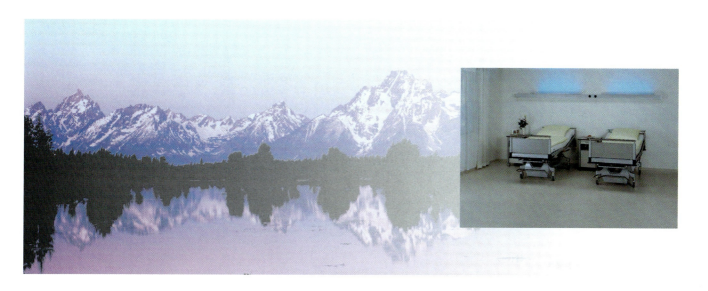

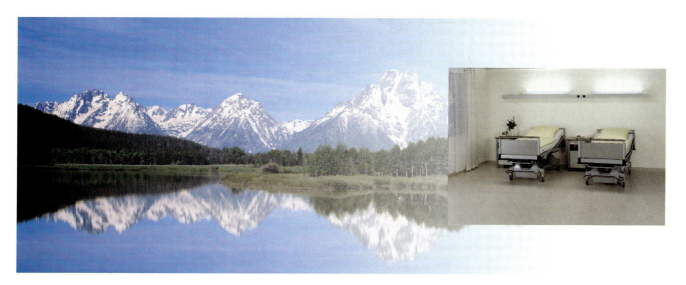

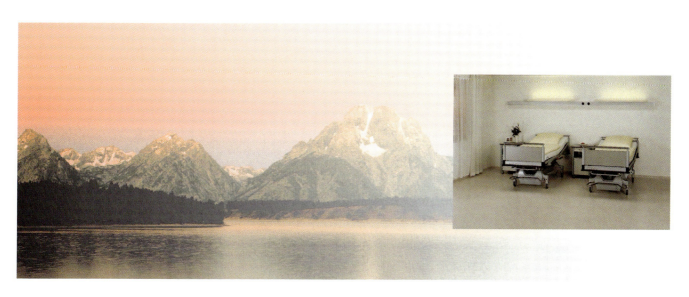

LICHTPLANUNG UND LICHTTECHNIK

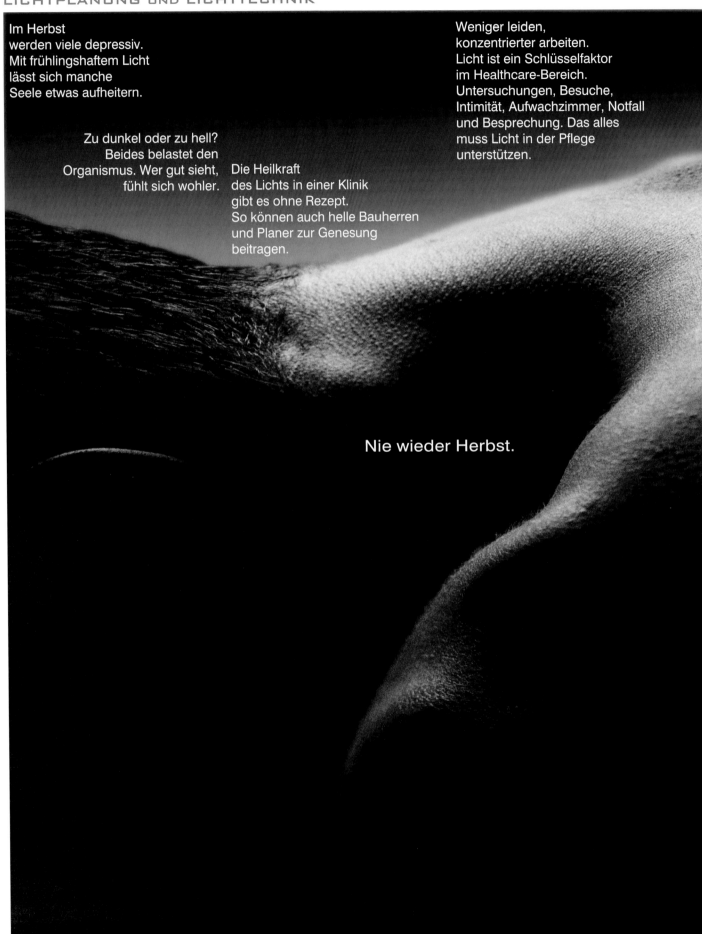

Im Herbst
werden viele depressiv.
Mit frühlingshaftem Licht
lässt sich manche
Seele etwas aufheitern.

Zu dunkel oder zu hell?
Beides belastet den
Organismus. Wer gut sieht,
fühlt sich wohler.

Die Heilkraft
des Lichts in einer Klinik
gibt es ohne Rezept.
So können auch helle Bauherren
und Planer zur Genesung
beitragen.

Weniger leiden,
konzentrierter arbeiten.
Licht ist ein Schlüsselfaktor
im Healthcare-Bereich.
Untersuchungen, Besuche,
Intimität, Aufwachzimmer, Notfall
und Besprechung. Das alles
muss Licht in der Pflege
unterstützen.

Nie wieder Herbst.

DAS LICHT

Wir haben bis heute 135 000 Bettenplätze im Pflege- und Erholungsbereich beleuchtet und gelernt, was Lichtlösungen schaffen können: eine Erlebniswelt.

Wie wir das machen? Wenn Sie bauen, planen, einrichten oder einfach mehr wissen wollen, öffnen Sie www.zumtobelstaff.com/healthcare

ZUMTOBEL STAFF
DAS LICHT ®

STÄDTISCHES KLINIKUM ST. GEORG

BAUHERR:
Städtisches Klinikum St. Georg, Leipzig
Hochbauamt der Stadt Leipzig

ENTWURF / PLANUNG:
HPP Laage & Partner, Architekten und Generalplaner
Wolfgang Vögele, Michael G. Herwarth
Leipzig

LICHTLÖSUNG:
Zumtobel Staff - Das Licht
Jena

FOTOARBEITEN:
Jochen Stüber
Hamburg

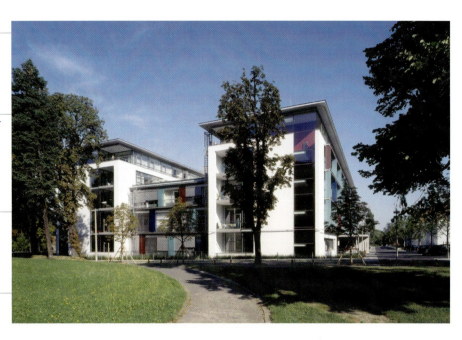

Das am Anfang des 20. Jahrhunderts entstandene Krankenhaus sah schon zu dieser Zeit zahlreiche Erweiterungen vor. Auf dem südlichen Grundstücksareal entstand nun durch diesen Neubau ein zweites Bettenhaus . Die kompakte Bauform setzt sich aus zwei parallelen Längstrakten zusammen, die über drei Zwischenbauten miteinander verbunden sind. Die Hauptbaukörper entsprechen in Länge, Höhe und Bauflucht exakt den alten Bettenhäusern und ordnen sich damit maßstäblich in das bestehende Bebauungsmuster ein. Dagegen setzt sich die Konstruktion durch eine moderne Formensprache selbstbewusst von den denkmalgeschützten Altbauten ab. Basierend auf einem Raster von annähernd quadratisch angeordneten Stahlbetonstützen können durch die Konstruktion die statisch wirksamen Wände auf ein Minimum reduziert werden. Die hohe Funktionalität als Grundvoraussetzung im sich ständig entwickelnden Krankenhaus ist damit erfüllt.

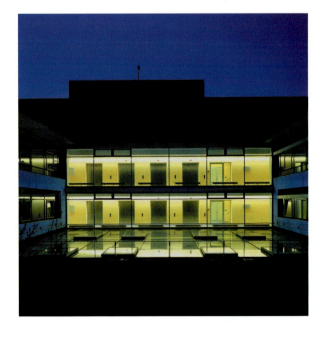

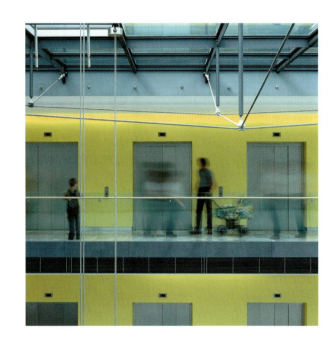

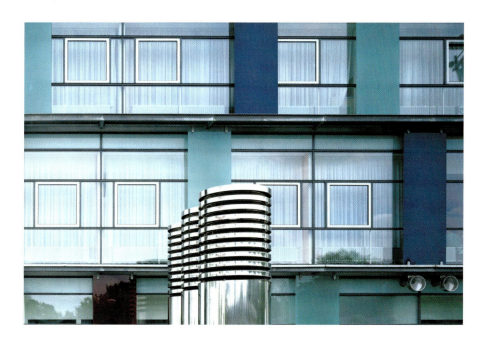
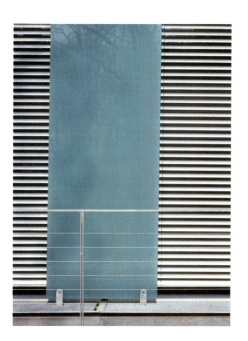

Auf den Außenseiten der Längstrakte verbinden sich geschosshohe, teilweise rot und blau gefärbte Glasschoten mit horizontalen Stahlkonstruktionen und bilden im Rhythmus des Stützenrasters eine vorgelagerte Gliederungsebene. In Anlehnung an die Massivbauweise der historischen Bauten sind die vorgehängten Glasfassaden in einen Wandrahmen mit Putzfläche eingebettet. Die runden Sichtbetonstützen bleiben an der Fassade sichtbar und zeigen das statische, von der gewählten Bettenachse abgeleitete Raster. Die besondere statische Funktion des zentralen Erschließungskerns und der vier an den Gebäudeenden angeordneten Betonscheiben wird durch eine signifikante Farbgebung gekennzeichnet. Der Haupteingang wird von einer U-förmigen Brückenkonstruktion gebildet. Nach dem Durchschreiten des Vordachs öffnet sich ein dreigeschossiges Atrium, das von einer feingliedrigen Konstruktion aus Stahl und Glas überspannt wird. Die Atmosphäre wird durch ein spannungsvolles Spiel von Linien, Flächen und Körpern, und auch von den offenen und geschlossenen Fassaden geprägt. Entwurfsbestimmend ist das Trennen von tragenden und nichttragenden Bauteilen. Der zentrale Erschließungskern als statisches Zentrum verstärkt diese Wirkung nicht zuletzt durch das helle Gelb zusätzlich. Nachts gewährt das illuminierte Gebäude interessante Einblicke und offenbart innewohnende Qualitäten. Das Beleuchtungskonzept sieht für Außen eine eher statische Wirkung vor, während die Innenbeleuchtung für dynamische Veränderungen sorgt.

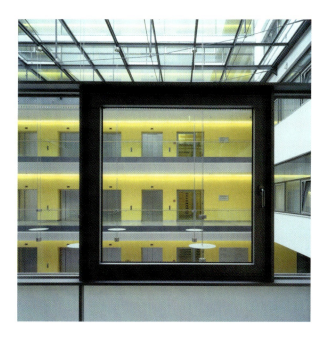
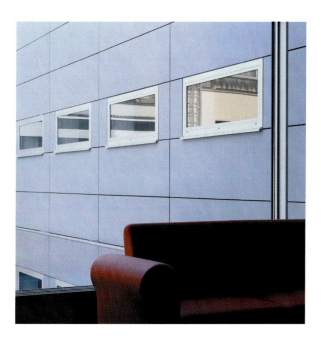

LEIPZIG

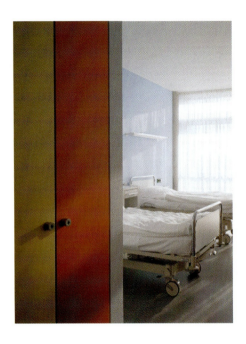 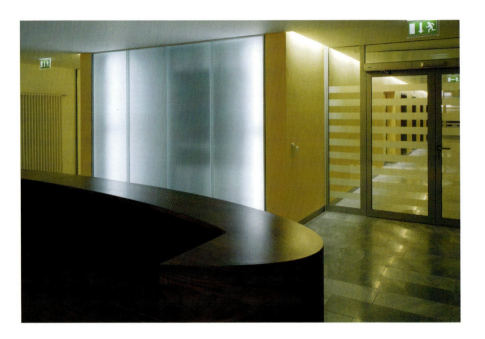

Ein auf das konstruktive Raster des Gebäudes abgestimmtes modulares Konzept führt im Inneren zu einer Gruppierung von Räumen gleicher Größe, Nutzung oder Anforderung. Die Reihung, Spiegelung und Kombination der spezifizierten Raumkörper ergibt übersichtliche Funktionsblöcke mit gleichem Ausführungsstandard. Das Farb- und Materialkonzept des Gebäudes berücksichtigt die unterschiedlichen Anforderungen der einzelnen Bereiche. In allen Geschossen, die sich den Innenhöfen öffnen, werden in Kombination mit weißen Flächen und einheitlichen Türfarben einseitige Holzverkleidungen eingesetzt. Farbige Wandscheiben sorgen in den weiß gehaltenen Innenräumen für stimmungsvolle Akzente. Die großflächige Verwendung von Farbe beschränkt sich bewusst auf wenige Bauteile. In den öffentlichen Räumen werden kontrastierende Holzoberflächen in hellem Ahorn und dunklem Nussbaum verwendet. Die Einleitung in dieses Thema bildet ein Nussbaumkörper in der Eingangshalle, der in frei variierter Form als Empfangstheke oder Raumteiler auf den Stationen wiederkehrt. Neben dem gelb durchgefärbten Erschließungskern vermitteln die beiden Holzarten wichtige Informationen zur Orientierung. Natürliches Licht wird durch Fassaden, Wände und Bauteile aus Glas in das Innere des Gebäudes geleitet, wo Oberlichter geschlossene raumhohe Wände auflösen. Transparente Durchgängigkeit statt massiver Raumabschlüsse sorgt für überraschende Aus- und Durchblicke. Die künstliche Beleuchtung setzt über Lichtbänder, Lichtwände und sogar Lichtskulpturen markante Akzente.

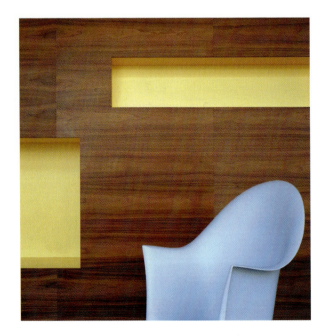 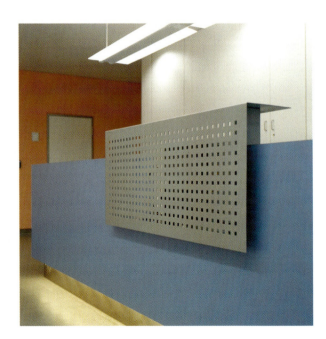

STÄDTISCHES KLINIKUM ST. GEORG

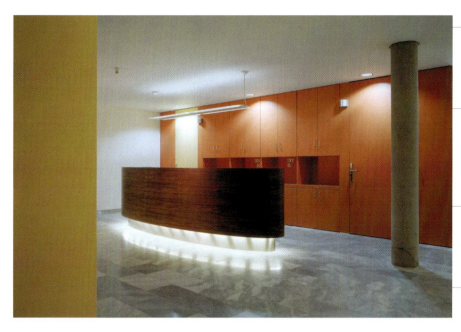

BAUHERR:
Städtisches Klinikum St. Georg Leipzig
Hochbauamt der Stadt Leipzig

ENTWURF / PLANUNG:
HPP Laage & Partner, Architekten und Generalplaner
Wolfgang Vögele, Michael G. Herwarth
Leipzig

LICHTLÖSUNG:
Zumtobel Staff - Das Licht
Jena

FOTOARBEITEN:
Jochen Stüber
Hamburg

Die Anordnung der Räume richtet sich nach logistischen Prozessen für die Ver- und Entsorgung, während die Einrichtung gestalterischen und ergonomischen Aspekten folgt. Für den Patienten bedeutet Ergonomie eine Umgebung frei von Hindernissen und Erschwernissen. Der freistehende Schwesternstützpunkt mit zentralem Arbeitsplatz in Form eines ellipsoiden Raumkörpers präsentiert sich als Kommunikationsplattform der Pflegestationen. Die Patientenzimmer werden durch die hohe Transparenz der Außenfassade geprägt. Raumhohe Panoramafenster ermöglichen einen ungehinderten Ausblick in die umgebende Natur und entsprechen dem menschlichem Grundbedürfnis nach Licht, Luft und Sonne. Die Gestaltung der Räume ist sowohl funktional als auch atmosphärisch bis ins kleinste Detail durchdacht. Auf seinem Weg zur Genesung soll der Patient hier Ruhe, Entspannung und wohltuende Inspiration finden.

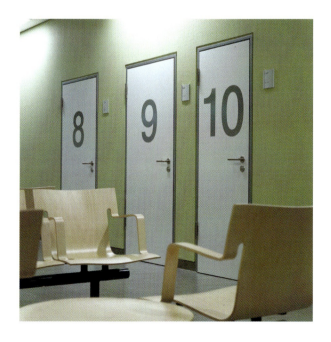

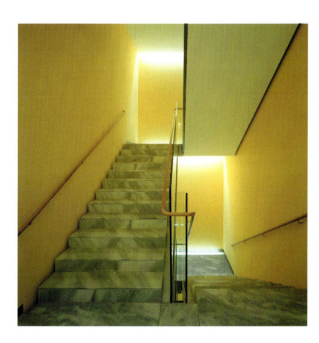

ZAHNARZTPRAXIS

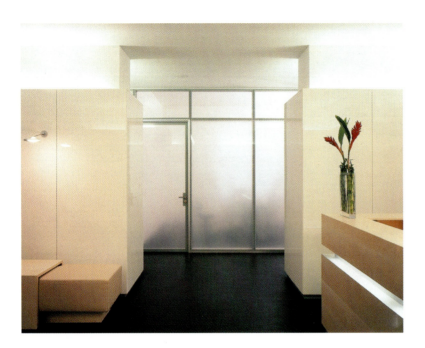
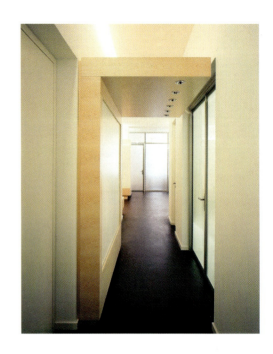

Ästhetik, Funktion, Präzision und Detailliebe sind entscheidende Erfolgsparameter für einen zufriedenen und glücklichen Bauherren gleichermaßen, wie für den zufriedenen Patienten. Bei der Zahnarztpraxis Dr. Denninger / Schmich war von Anfang an das Bestreben, die Architektur mit der Zahnmedizin in eine symbiotische Beziehung zu setzen. Im Fokus stehen die Verknüpfung von technischen und funktionalen Aspekten, sowie die Verbindung von Ästhetik und Material. Der klar gegliederte Grundriss ist genau auf die Funktionsabläufe des Arztbetriebes abgestimmt. Eine eindeutige räumliche Zonierung zwischen öffentlichem Patientenbereich und privatem arztinternen Betrieb erlauben einen professionellen und zeitgemäßen Praxisbetrieb und Diskretion für den Einzelnen.

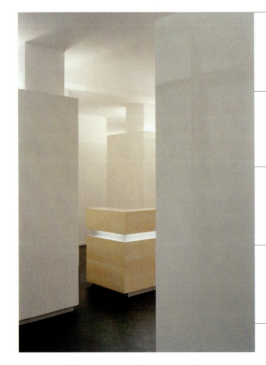

INNENARCHITEKTUR:
Teamwerk, Architekten München
Jan Foerster, Klaus Rothhahn mit Julia Thomas

ALTBAUSANIERUNG:
Architekturbüro Türmer & Weingaertner
München

DENTALPLANUNG:
Hager Dental
München, Germering

LICHTPLANUNG:
Hanna Patalas Lichtplanung
München, Garching

FOTOARBEITEN:
Simone Rosenberg
München

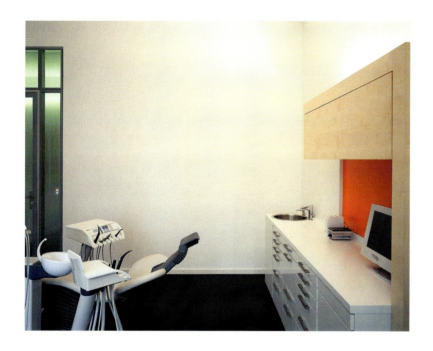
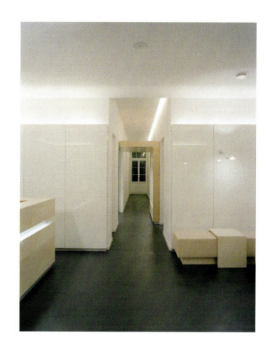

Die Wahl des schwarzen Gussasphaltestrichs mit matter Oberfläche, reflektiert den Wunsch nach Werkstattatmosphäre und steht mit ihrem eher industriellen Charakter im spannungsvollen Kontrast zu den edlen Oberflächen und hellen Materialien der Einbauten.

Europäischer Ahorn und weißer Klavierlack für die Möbel der Arztpraxis; Aluminium für den zahntechnischen Bereich; weißer Corian für die medizinischen Arbeitsflächen sowie sandfarbenes Leder für die Polsterflächen. Eine die Behandlungsräume begrenzende, transluzente Glaswand schafft Intimität und gleichzeitig Offenheit für den Patienten, belichtet das Foyer mit Tageslicht und erlaubt von Außen zu beurteilen, ob der Raum belegt ist oder nicht. Insgesamt empfängt die Praxis ihre Patienten mit einer eleganten, klaren, geometrischen Formensprache, einem Raumkleid in hellen gedämpften Tönen und einem überzeugenden Lichtkonzept in Bezug auf den durchdachten Einsatz von Funktionsbeleuchtung und akzentuierenden Lichteffekten, wie beispielsweise der Volutenbeleuchtung. Sie betont die Gliederung der Wandgestaltung und unterstützt die Perspektivwirkung der Gangbereiche.

Das farbliche Konzept in überwiegend zurückhaltenden Tönen schafft ein ruhiges, neutrales, leichtes und vor allem ausgewogenes Praxisprofil. Der entstandene Dialog zwischen unterschiedlichen Haptik-, Glanz-, Farb- und Transparenzeffekten der Oberflächen, ähnelt in vielen Punkten dem höchst sensiblen An- und Einpassungsprozess eines neuen Zahnes in die direkte und indirekte Umgebung im Mundraum.

Die positive Sprache der Innenarchitektur wird zum Träger der ärztlichen Botschaft, die die ganze Wertschätzung zum Ausdruck bringt, die der Arzt seinen Patienten entgegenbringt. Durch solche Bezüge sind Architektur und Zahnmedizin in diesem Projekt zu einer unzertrennlichen Einheit zusammengeführt worden. Die beiden "Organismen" bedingen sich wechselseitig und kommen ohne einander nicht aus. Das gelungene Gesamtkonzept bietet sowohl dem Patienten - wie auch dem Zahnarzt und seinen Mitarbeitern - optimierten Nutzen, Funktion und den nötigen Freiraum.

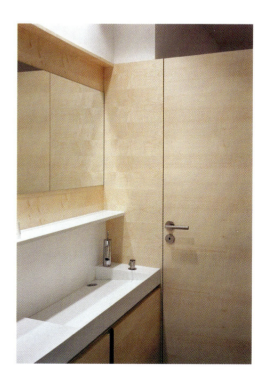

GYNÄKOLOGISCHE PRAXIS

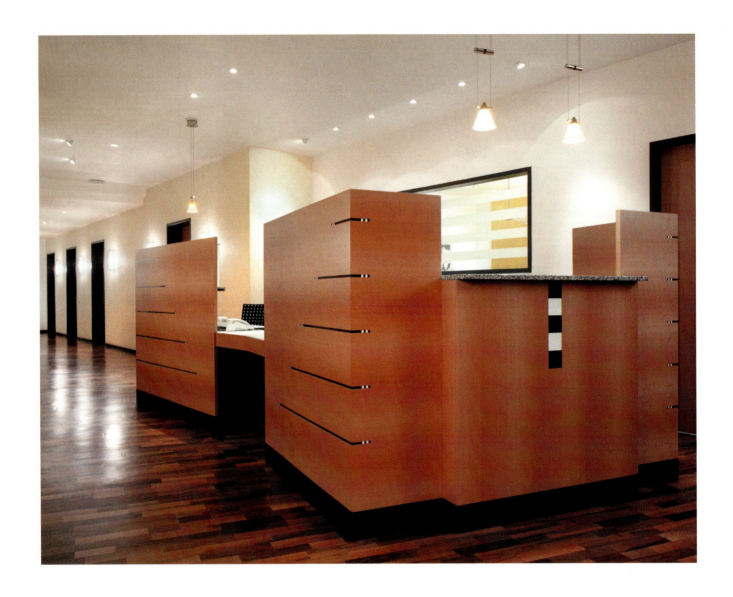

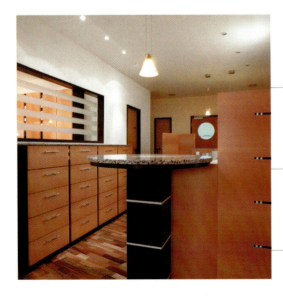

INNENARCHITEKTUR:
WKW - Warstein
Arno Konze

INNENAUSBAU:
WKW - Hagen a.T.W.
F.-J. Schniederbernd

Fotoarbeiten:
Henning Krause
Köln

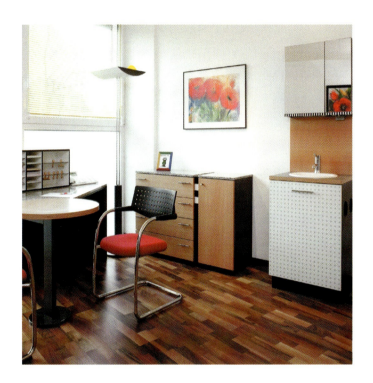

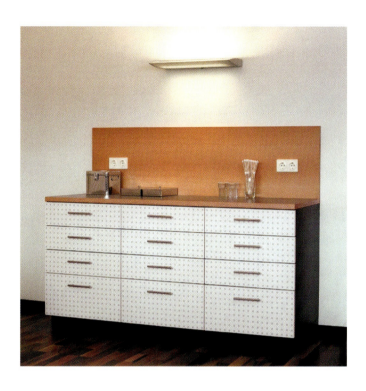

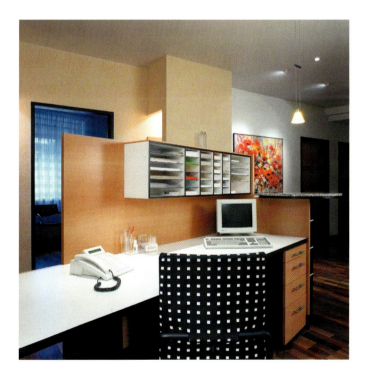

Wohlbefinden heißt sich im Einklang mit seiner Umgebung zu befinden. Ruhe und Ausgeglichenheit als körperliche Haltung sollte für den Entwurf der gynäkologischen Praxis in Warstein der Leitgedanke sein.

Die sorgsame Auswahl der Materialien wie deren Inszenierung durch die Beleuchtung ist hier neben den architektonischen Elementen das Mittel, mit dem wir die Stimmung der Räume formen. Der aus Wallnussholz gefertigte Boden bildet in seiner lebhaften Textur und warmen Farbe die spürbare Basis dieses Konzeptes. Der Empfang in seiner abgewinkelten Form entfaltet sich darauf eindrucksvoll. Seine klare Form wir durch die horizontal gestreifte Textur des Buchenholzes unterstützt. Von hier erhält man den Überblick über die Räumlichkeiten und die verschiedenen Arbeitsabläufe können qualitativ koordiniert und delegiert werden.

Die gesamte Praxismöblierung besteht durchgehend aus Einzelentwürfen. Das Quadrat als Ornament ist bestimmendes Merkmal. Es findet sich im Mobiliar aller Räume wieder. Form und Funktion bilden eine Symbiose. Diese ist die Gewähr für eine organisierte Arbeitsweise und langen Werterhalt.

Alle Wandflächen sind in weißem/blassgelbem Streichputz angelegt, der in seiner sachlichen Erscheinung den angemessenen Hintergrund aller architektonischen Bewegungen bildet und gleichzeitig zur durchweg angenehmen Atmosphäre beiträgt.

HERZ- UND DIABETESZENTRUM NRW / UNIVERSITÄTSKLINIK DER RUHR-UNIVERSITÄT BOCHUM

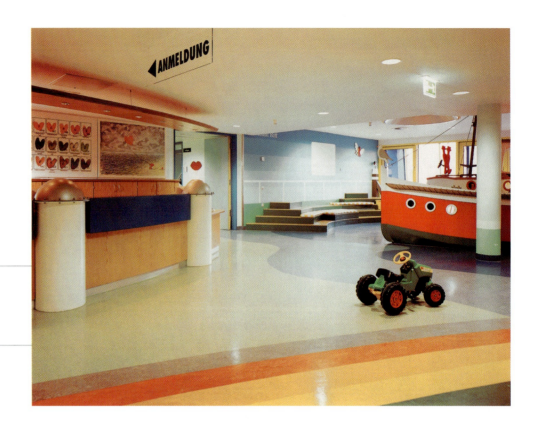

ENTWURF:
B + K Bauplanung GmbH
Bad Oeynhausen

INNENEINRICHTUNG:
Tischlerei Gebr. Grothe GmbH
Bad Oeynhausen

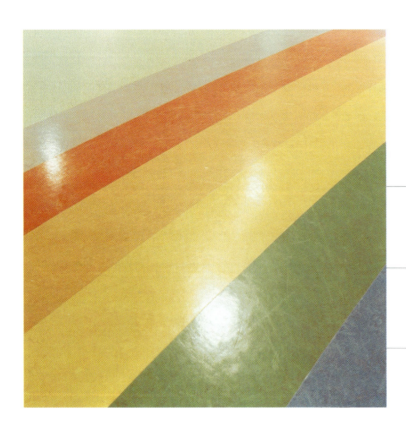

BODENBELAGSARBEITEN:
Fußboden Laurenz
Ahlen

BODENBELAGSHERSTELLER:
Forbo Linoleum GmbH
Paderborn

FOTOARBEITEN:
André Becker
Oerlinghausen

BAD OEYNHAUSEN

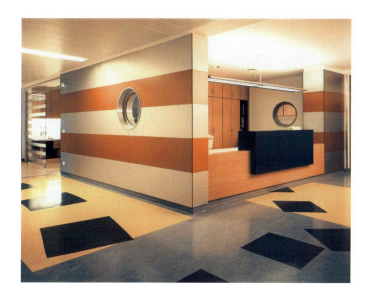
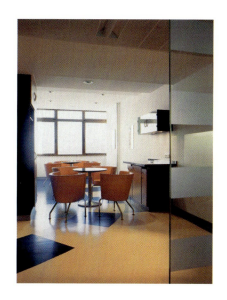

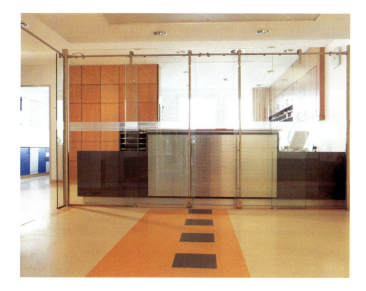

In einem Zeitraum von drei Jahren wurden in verschiedenen Gebäudeteilen des Herz- und Diabeteszentrums Bad Oeynhausen die Pflegestationen neu errichtet bzw. umgebaut. Der international fachlich anerkannte Ruf dieses medizinischen Zentrums soll auch in einem entsprechenden Ambiente innerhalb des Gebäudes zum Ausdruck gebracht werden. Ziel war es, für Patienten, Besucher und auch Personal eine angenehme Atmosphäre zu schaffen und das ästhetische und emotionale Empfinden anzusprechen.

Die offene Gestaltung der Schwesterndienstzimmer und Anmeldebereiche steht im angenehmen Gegensatz zu den oftmals verschlossenen Türen der Schwesternzimmer in anderen Kliniken.

Die offen gestalteten Anmeldungen ermöglichen einen direkten Kontakt zwischen dem Pflegepersonal und den Patienten. Durch Verwendung von Glastrennwänden gelangt das Tageslicht weit in die Flurbereiche hinein.

Die großzügigen, zum Flur hin offenen Aufenthalts- und Wartezonen für Patienten und Besucher vermitteln eine lichte, hotelähnliche Atmosphäre.

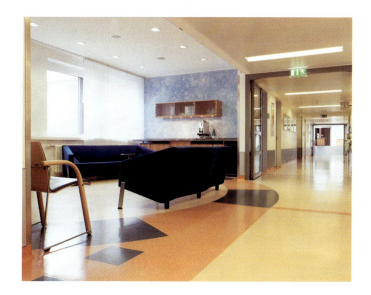

Insbesondere auf die Farb- und Materialauswahl haben die Planer bei der Ausführung Wert gelegt. Wie ein Leitfaden zieht sich die Fußbodengestaltung durch die neu geplanten Bereiche. Statt der üblichen gedeckten Töne werden hier auffallend leuchtende Farben in verschiedenen Zusammenstellungen verwendet.

Schon von den Stationszugangstüren an werden Besucher und Patienten über die durchlaufenden quadratischen Intarsien durch die Stationen geleitet. Alle Laufwege sind somit nachvollziehbar und verschaffen die notwendige Orientierung. Die Wegführung bezieht sich direkt auf die Empfangsbereiche, die individuell für jede Station gefertigt wurden. Ausgeführt in Birnbaum mit zum Teil farbigen Oberflächen und Edelstahlakzenten stellen diese einen weiteren Blickpunkt in der Gestaltung dar.

Für die jüngsten Patienten wird vor allem in der Kinderklinik eine kindgerechte Atmosphäre geschaffen. Auf bunt gepolsterten Podesten und im eigens für den großzügigen Wartebereich angefertigten Schiff können sie die Wartezeit spielend verbringen.

NEUROLOGISCHE PRAXIS

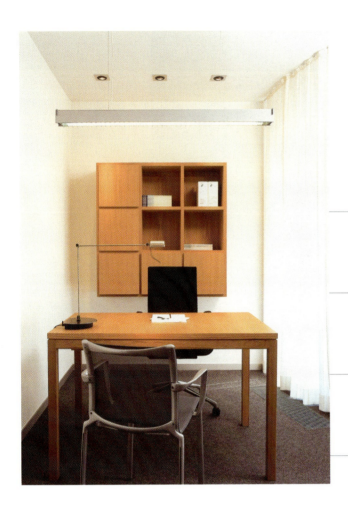

ENTWURF / PLANUNG:
Hillekamp + Weber, Architekturstudio
Mönchengladbach

BAUHERR:
Dr. Thomas Simm
Mönchengladbach

EINRICHTUNG / LADENBAU:
Fa. Olaf Hohnen, Handwerkliche Möbeltischlerei
Mönchengladbach

FOTOARBEITEN:
Achim Schroten
Krefeld

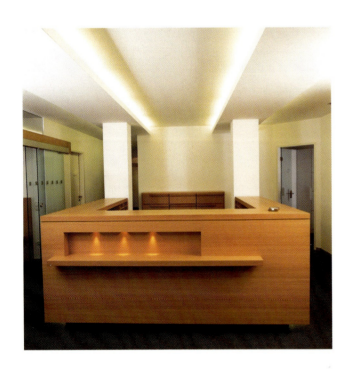

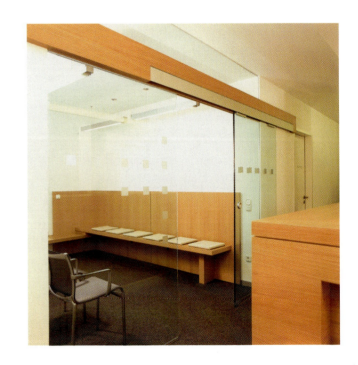

MÖNCHENGLADBACH

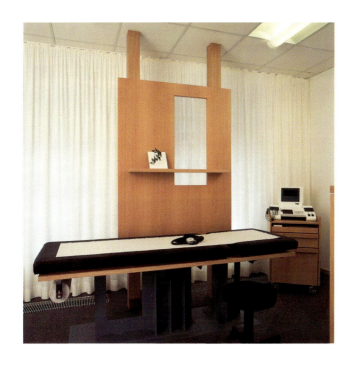

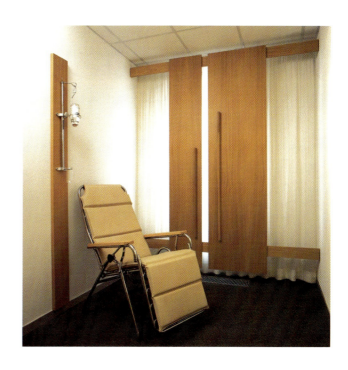

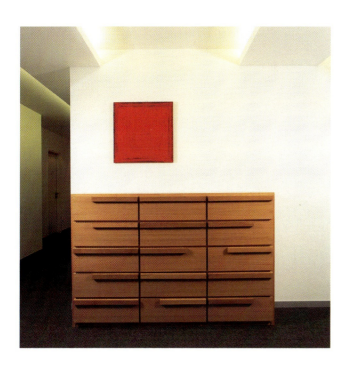

Sensorisch sensible Menschen sind die Patienten dieser 145qm großen neurologischen Praxis in Mönchengladbach. Das war der Ansatz der konzeptionellen Überlegungen für die Gestaltung der Räumlichkeiten. Denn gute Räume können zwar nicht gesund machen, doch schlechte Räume können das Empfinden stören. Insofern folgte der aufgeschlossene junge Arzt den Architekten und ließ sich ein sensorisch behutsames und unaufgeregtes Konzept für seine Räume maßschneidern. Das Konzept legt Wert auf die Echtheit des Materials, auf Texturen der Oberflächen, auf Akustik der Bereiche sowie auf Lichtfarben und Stimmungen. Und dies als ästhetische Einheit nicht nur in den üblichen Bereichen Empfang, Warteraum und Arztzimmer, sondern ganzheitlich in allen Räumen der Praxis. So kommuniziert sich eine Art "Minimalisierungsstrategie", deren Sparsamkeit und bewusster Verzicht zu einem selbstgepflegten "Understatementgefühl" führt, das den Patienten in den Mittelpunkt setzt.

In der gesamten Praxis wurde naturfarbener Filzteppich verlegt und den Wandoberflächen mit weißem Streichputz und Quast eine "handwerkliche Optik" verliehen. Auf diesen spielt das warmweiche und schattenfreie Licht, unterstützt von Lichtakzenten an besonderen Punkten. Alle Möbel sind Einzelanfertigungen aus Eiche, insbesondere auch die medizinischen Hilfsmittel wie Rollwagen, Arbeitstheken und Untersuchungsliegen. Das mildert die sterile Atmosphäre der heutigen Apparatemedizin. Und gerade diese Details verleihen der Praxis ihre sensible Ganzheitlichkeit.

Denn medizinische Praxiseinrichtungen sind oft durch Standards geprägt. Oder durch Obsessionen ihrer Betreiber. Dann fehlt der Blick von außen, der des Patienten, des Besuchers auf Zeit. Wenn man den im Auge behält, ist auf einmal Vieles möglich.

ORTHOPÄDIEPRAXIS

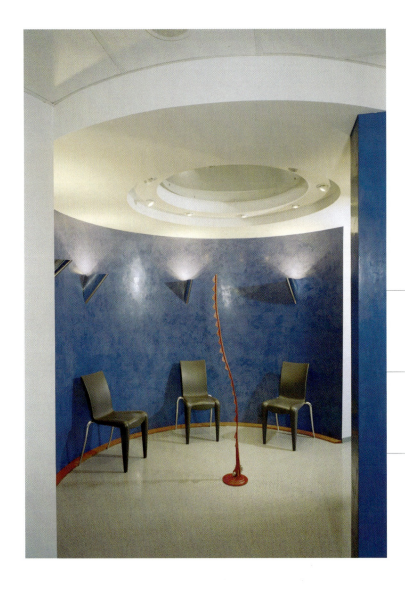

BAUHERR:
Dr. med. Stefan Stern
Dortmund

INNENARCHITEKTUR:
Stöhr & Neu, Planen und Einrichten
Dortmund

FOTOARBEITEN:
Fotostudio Peter Dorn
Dortmund

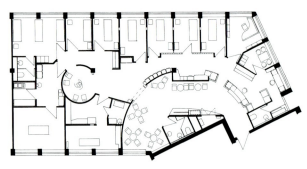

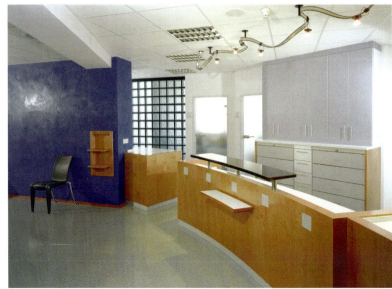

Das Raumkonzept der orthopädischen Praxis wurde schon in der Grundrissplanung so erarbeitet, dass trotz der gewollten räumlichen Trennung ein Zusammenspiel zwischen öffentlichen und Behandlungsbereichen gegeben ist. Für den Patienten wird durch einen spannungsvollen Wechsel von offenen und geschlossenen Wandflächen der Praxisablauf überschaubar. Empfangen von einem hellen geschwungenen Anmeldetresen leitet ihn eine Wand, die den Bogen des Tresens fortführt, in den geräumigen Wartebereich. Ein geschlossener Körper im Mittelpunkt des Halbkreises nimmt das Patienten-WC und einen Datenraum auf und gliedert den Eingangs- und Wartebereich. Gegenüberliegend durchbricht ein in blauer Spachteltechnik gestalteter Kubus die geschwungene weiß-graue Wand und erzeugt einen wirkungsvollen Kontrast von Form und Farbe.

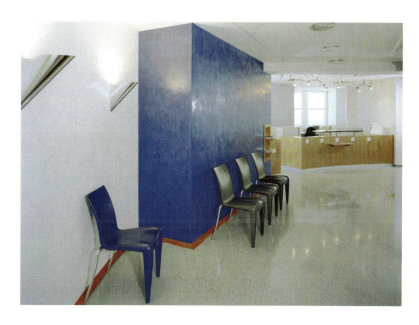

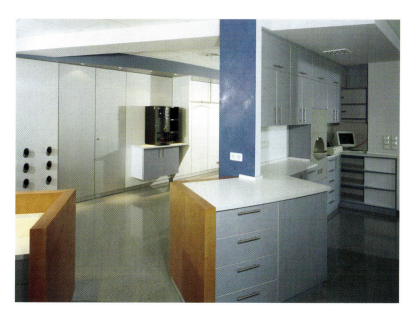

Dieses Gestaltungsmittel wird auch in der zweiten Wartezone im Behandlungsbereich verwendet. Der als Rotunde geplante Raum umhüllt den wartenden Patienten mit dem beruhigendem Blau, lässt aber über Durchgänge den Blick auf das weitere Praxisgeschehen zu. Die gesamten Untersuchungsräume liegen geradlinig angeordnet an der Außenwand, was für den Arzt und seine Mitarbeiter den Arbeitsablauf optimiert und die Orientierung für den Patienten erleichtert. Auch hier wird durch die Verwendung von farbigen Glasbausteinen der Wechsel von Transparenz und Abgeschlossenheit umgesetzt.

Insgesamt wurden trotz der hohen Ausnutzung der Fläche ausreichend Freiräume eingeplant, um den positiven Raumeindruck wirken zu lassen und den Patienten nicht zu bedrängen. Farben und Material unterstützen die übersichtliche und entspannende Atmosphäre und sorgen für abwechslungsreiche Perspektiven. Der fugenlose Fußboden verbindet alle Gestaltungselemente und Praxisbereiche zu einer homogenen Einheit.

GEMEINSCHAFTSPRAXIS

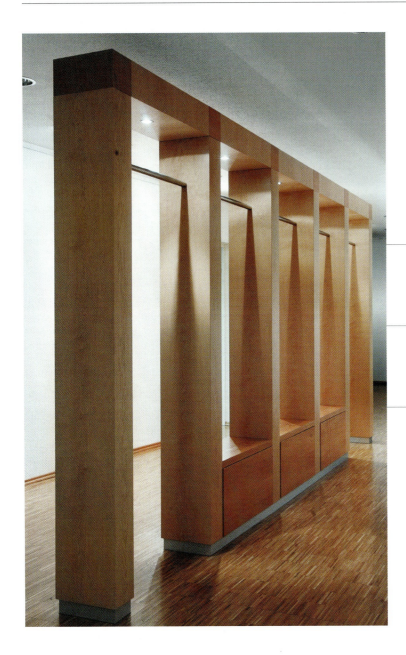

BAUHERR:
Dr. Othman-Jellinek
Spiesen-Elversberg

ENTWURF / PLANUNG:
Jörg Schäfer, Generalunternehmen
Wiesbaden

INNENAUSBAU:
Ludwig Hodapp, Möbelwerkstätten
Oppenau

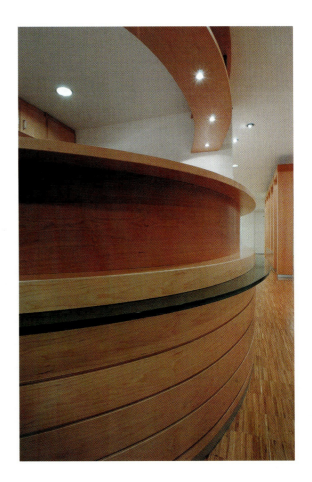

SPIESEN-ELVERSBERG

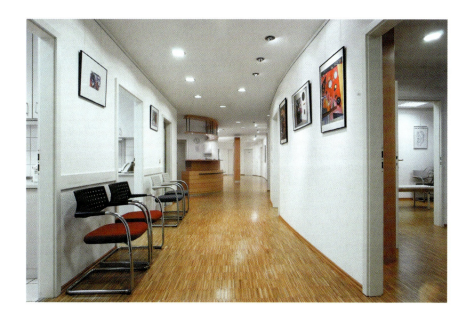

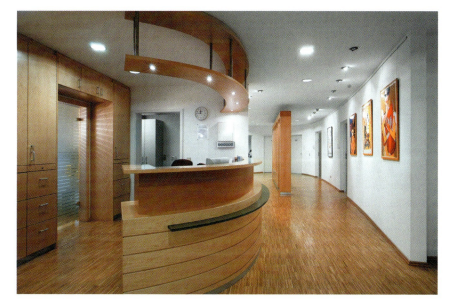

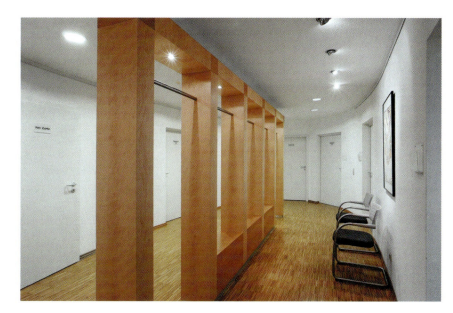

Neben den Behandlungsräumen für die allgemeinmedizinische Praxis wird die 250 qm große Grundfläche in einem Gewerbegebäude bei Saarbrücken auch für Operationsräume genutzt, um kleinere ambulante Eingriffe durchzuführen.

Der innenliegende Empfangs- und Flurbereich bildet nicht nur räumlich sondern auch gestalterisch das Zentrum der Praxis. Die Reduzierung auf wenige Farben, Formen und Materialien verstärkt den großzügigen Gesamteindruck. Schlichte weiße Wände und Decken rücken den warmen Parkettfußboden und das hochwertige Holzmobiliar in den Vordergrund. Akzente werden durch farbige Kunstdrucke und die darauf abgestimmte Detailbeleuchtung erzeugt.

Der gegenüber des Eingangs liegende Empfangstresen wirkt mit seiner organischen Form den rechtwinkligen Raumvorgaben entgegen und lenkt durch die dynamischen Rundungen die Bewegungsabläufe. Die Anordnung der für die Praxisorganisation notwendigen Räumlichkeiten im unmittelbaren Tresenbereich war für die Ärzte entscheidend. Deshalb wurde ausreichend Stauraum für Dokumente schon direkt hinter dem Tresen und ein dahinter liegender Büroraum mit EDV-Zentrale eingeplant.

Der optische Mittelpunkt des anschließenden Flurbereichs ist eine fast raumhohe multifunktionale Skulptur. Das aus rechtwinkligen Holzstützen und -streben bestehende Objekt dient als Garderobe und Stauraum und gliedert durch die zentrale Anordnung den Raum ohne die Laufwege zu stören. Die geradlinige Gestaltung des Elementes steht wiederum im Gegensatz zu der runden Wand, die den Flur an der Stirnseite begrenzt.

Abgehend von diesem befinden sich der Warteraum, die Patiententoiletten sowie alle Behandlungsräume. Hier wurden Teile des bestehenden Mobiliars integriert, wobei das Augenmerk von Ärzten und Planern auf die angenehme Wirkung für den Patienten sowie einen optimalen Arbeitsablauf gerichtet war.

NATURHEILPRAXIS

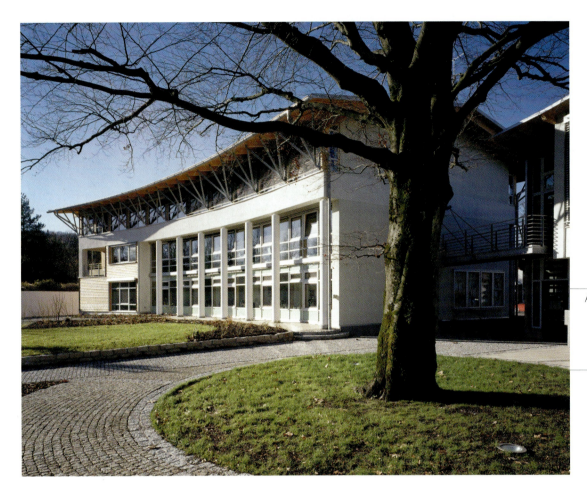

ARCHITEKTUR:
Architekturbüro D.J. Siegert
Bad Tölz

BAUHERR:
Klaus Happach
Bad Tölz

INNENARCHITEKTUR / AUSFÜHRUNG:
Alv Kintscher - Lebens-T-räume gestalten
Sachsenkam

FOTOARBEITEN:
Hans Engels
Bad Tölz

PFLANZENGESTALTUNG:
Mille Fiori
Bad Tölz

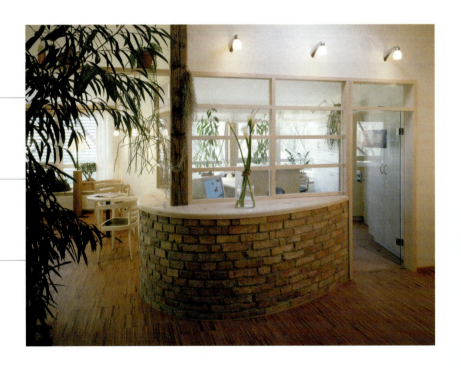

BAD TÖLZ

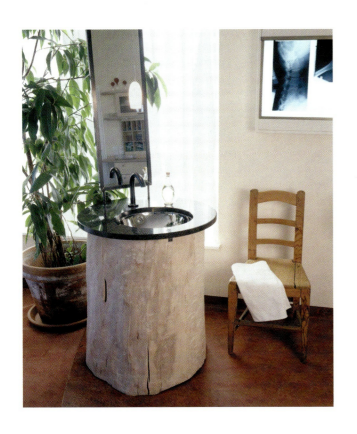

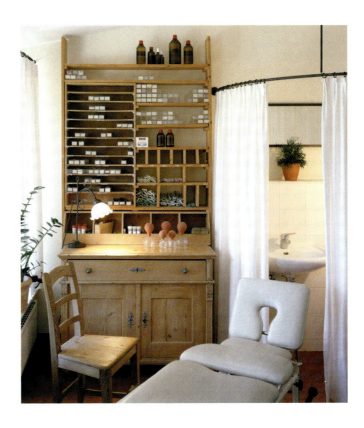

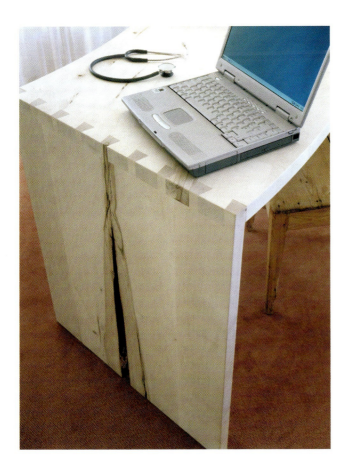

Wie integriert man eine naturbezogene Heilpraxis in ein markantes modernes Gebäude?

Diese Herausforderung wurde hier gelöst, indem bewusst Elemente aus der schon bestehenden Praxis übernommen und mit modernen Materialien und Formen kombiniert wurden. Der Einsatz aller Materialien in ihrer natürlichsten Form drückt den Grundgedanken der Praxis aus - in ihnen spiegeln sich die Elemente Erde, Feuer, Wasser und Licht als Kern der Heilpraktik wieder.

Die aus toskanischen Ziegeln gemauerte Empfangstheke ist der Blickfang beim Betreten der Praxis und Verbindung zwischen Eingangsbereich, Warteraum und Büro. Da der Arzt den gesamten Praxisablauf alleine betreibt ist die übersichtliche Gestaltung besonders in diesem Bereich zwingend erforderlich. Offene Durchgänge und gläserne Schiebeelemente verschaffen Arzt und Patienten den notwendigen Durchblick.

In den beiden Hauptbehandlungsräumen wirken vor allem die schlichten Schreibtische aus geöltem Ahorn durch aussagekräftige Details. Bewusst eingesetzte Holzfehler geben jedem Möbelstück einen persönlichen Charakter und die aufwendigen Handverzinkungen verbinden nicht nur Tischplatte und Wange sondern auch Tradition und Moderne. Diese Philosophie findet sich ebenfalls in den auffälligen Waschtischen wieder: aus einem freistehenden Baumstumpf scheint das Edelstahlbecken mit Granitplatte zu wachsen. Roher gezogener Stahl formt den Spiegelrahmen und die Armatur sowie weitere Akzente in der Raumgestaltung.

In dieser Praxis bewirkt die Material- und Farbauswahl nicht nur einen ausgewogenen Raumeindruck, sie verdeutlicht auch die individuellen Besonderheiten des Arztes und seiner Behandlungsweise.

HYGIENEMANAGEMENT

MODERNES HYGIENEMANAGEMENT IN PRAXIS UND KRANKENHAUS

"Hotelbett" nennt der Krankenhaushygieniker das Krankenhausbett eines Patienten, der nicht an einer infektiösen Erkrankung leidet und meint damit, dass die Reinigung dieses Bettes ähnlich wie bei einem Hotelbett erfolgen kann.

Hotelcharakter haben auch immer mehr Rezeptionen von Krankenhäusern und Praxen und Patientenzimmer ähneln immer mehr Hotelzimmern als den altbekannten weiß getünchten Krankenhauszimmern. Dieser Trend ist aus medizinischer Sicht sehr zu begrüßen, soll sich doch der Patient in einer entspannten und wohltuenden Umgebung behandeln lassen und genesen. In Zeiten freier Arzt- und Krankenhauswahl erfüllt die architektonische Gestaltung der Praxen und Krankenhäuser aber auch noch einen anderen Zweck: Patienten sollen sich auf Grund der räumlichen und farblichen Gestaltung von einer medizinischen Einrichtung angesprochen fühlen und dies in den Entscheidungsprozess für eine Behandlung in dieser Praxis oder Klinik mit einfließen lassen.

Die im vorliegenden Buch dargestellten Objekte in Praxis und Klinik zeigen, dass der Kreativität von Praxis- und Krankenhausplanern scheinbar keine Grenzen gesetzt sind. Ärgerlich und kostspielig kann es allerdings werden, wenn bei der Abnahme durch das Gesundheitsamt oder das Gewerbeaufsichtsamt vor Inbetriebnahme der Praxis oder des Krankenhausneubaus Abweichungen von gesetzlichen Vorgaben festgestellt werden. Häufig stellt sich auch bei der Endabnahme heraus, dass nicht unerhebliche Summen in "übertriebene" Hygienevorrichtungen investiert wurden. Um dies zu vermeiden empfiehlt es sich, für den Bereich der Hygiene schon früh in der Planungsphase einen Krankenhaushygieniker beratend hinzuzuziehen.

GESETZ, VERORDNUNG UND EXPERTENMEINUNG

Ein bundeseinheitliches Hygienerecht existiert in der deutschen Rechtsordung nicht. Grundsätzlich gilt aber natürlich auch für die Hygiene der § 70 Abs. 1 Satz 1 des SGB V, nach dem die Krankenkassen und Leistungserbringer eine bedarfsgerechte und gleichmäßige, dem allgemeinen Stand der medizinischen Kenntnisse entsprechende Versorgung der Versicherten zu gewährleisten haben. Nach Artikel 30 des Grundgesetzes liegt die Gesetzgebung in der Hand der Länder, die allerdings in ganz unterschiedlicher Art und Weise ihre Gesetzgebungskompetenz nutzen. Vorschriften zur Beachtung der "allgemein anerkannten Regeln der Hygiene" findet man in den Landeskrankenhausgesetzen und in den, wenn auch nur in wenigen Ländern erlassenen, Hygieneverordnungen der Länder. Daneben existieren zahlreiche andere "hygienerelevante" Gesetze und Verordnungen, wie das Infektionsschutzgesetz, welches seit dem 1.1.2001 das Bundesseuchengesetz ersetzt, das Medizinproduktgesetz, das Lebensmittel- und Bedarfsgegenstandsgesetz und einige andere.

Den Vorgaben dieser Gesetze ist Folge zu leisten, einen Spielraum für "eigene Interpretationen" gibt es nicht. Häufig werden aber auch Normen, Empfehlungen von Fachgremien und "Expertenmeinungen" angeführt, wenn es darum geht, bestimmte Vorgaben für die Hygiene durchsetzen zu wollen. Besonders häufig zitiert wird die Richtlinie für Krankenhaushygiene und Infektionsprävention des Robert-Koch-Instituts, kurz RKI. Rechtlich gesehen handelt es sich hierbei um "Empfehlungen", als solche werden die neueren Empfehlungen der Kommission für Krankenhaushygiene und Infektionsprävention beim RKI auch publiziert, deren Umsetzung durchaus Spielräume eröffnen. Für weitere juristische Details, insbesondere auch in Hinblick auf haftungsrechtliche Konsequenzen sei auf das Buch "Hygiene und Recht" hingewiesen.

RÄUMLICHE GESTALTUNG UND HYGIENE

Dass räumliche Enge und die Überfüllung von Krankenhäusern zur Anhäufung von Infektionen führt, war bereits im 18. Jahrhundert bekannt. Als Konsequenz entstand die sogenannte "Pavillionbauweise", bei der jede Station in einem eigenen Gebäude untergebracht wurde. Dies sollte die Begrenzung von Infektionen auf die jeweils betroffene Station ermöglichen. Lange Zeit wurde versucht, über bauliche Maßnahmen die Übertragung von Infektionen innerhalb von medizinischen Einrichtungen zu verhindern. Klassische Beispiele hierfür sind mehrkammerige Personalschleusen vor dem Operationstrakt oder die Trennung von septischen und aseptischen Operationseinheiten.

Heute wissen wir, dass die überwiegende Zahl von nosokomialen Infektionen durch die patienteneigene (physiologische) Standortflora hervorgerufen wird. Der klassische Übertragungsweg für eine nosokomiale Infektion von einem Patienten auf den anderen erfolgt über die nicht oder nicht korrekt desinfizierten Hände des medizinischen Personals.

Die adäquate Raumplanung dient heute in erster Linie der Unterstützung einer sinnvollen Ablauforganisation und trägt auf diese Art und Weise wiederum zur Verbesserung der Hygiene bei.

ANFORDERUNGEN IN DER OPERATIVEN MEDIZIN

Auskunft über den derzeitigen Stand des Wissens gibt unter anderem die aktuelle RKI Empfehlung "Anforderungen der Hygiene bei Operationen und anderen invasiven Eingriffen" aus dem Jahr 2000. Diese gilt sowohl für Operationen im stationären wie auch im ambulanten Bereich und fordert: "Das ambulante Operieren darf für den Patienten nicht mit einem höheren Infektionsrisiko verbunden sein als operative Eingriffe im Rahmen einer stationären Behandlung".

Grundsätzlich ist die Operationsabteilung vom übrigen Krankenhaus- bzw. Praxisbereich abzutrennen. Bei der weiteren Planung stellt sich die Frage nach der räumlichen und technischen Ausstattung.

OPERATIONSABTEILUNG IM STATIONÄREN BEREICH

Die "klassische" Operationsabteilung im stationären Bereich setzt sich unter anderem aus folgenden Räumlichkeiten und Bereichen zusammen: Operationsbereich mit Operationsräumen, Narkoseeinleitung bzw. -ausleitung in Abhängigkeit der räumlichen Möglichkeiten und einem Raum für die chirurgische Händedesinfektion. Dieser kann für mehrere Operationsräume nutzbar sein.

Der Personalumkleideraum mit Einkammerschleuse und funktioneller Trennung von reiner und unreiner Seite, Waschbecken, Toilette und Desinfektionsmittelspender.

Ebenfalls mit funktioneller Trennung in reine und unreine Seite der Patientenübergaberaum.

Funktionsbereiche wie Bettenabstellplatz, Sterilgut-, Material- und Gerätelager, sowie Arbeitsräume und Entsorgungsvorrichtungen. Des weiteren können die sozialen Bereiche wie Aufenthalt, Büroraum zu Dokumentationszwecken und eventuell erforderliche Putz- und Abstellräume zusammengefasst werden.

OPERIEREN IM AMBULANTEN BEREICH

Ambulantes Operieren wird nach dem § 115 Absatz 1/1 SGBV unterschieden in Operation und Eingriff. Entsprechend des Anhangs zur Anlage zu Ziffer 5.1 und 4.3.3 der RKI-Richtlinie von 1997 wird eine Einteilung der ambulant durchführbaren Operationen in Eingriffe, die in einem Eingriffsraum (E) und solche, die in einem Operationsraum (O) durchgeführt werden können, vorgenommen.

Die Anforderungen an einen Eingriffsraum sehen wie folgt aus:

Der eigentliche Eingriffsraum sollte ausreichend bemessen sein, um technisches Gerät und Material unterzubringen, dass genügend Platz für den eigentlichen Eingriffsbereich bleibt. Alle Flächen, Geräte und das Mobiliar müssen desinfektionsmittelbeständig und leicht zu reinigen sein. Fliesen und Edelstahlverkleidungen sind nicht zwingend erforderlich und vorgeschrieben. Eine raumlufttechnische Anlage der Raumklasse II mit zweistufiger Filterung ist nur bei innenliegenden Räumen erforderlich. Bei Räumen mit natürlicher Belüftungsmöglichkeit kann die Belüftung durch Fenster erfolgen, vorausgesetzt diese sind mit engmaschigen Fliegengittern versehen und es ist kein übermäßiges Staubaufkommen durch Straßennähe oder Ähnliches zu befürchten.

Getrennt von diesem Bereich müssen Räumlichkeiten für das Personal zur Umkleide und Handdesinfektion, sowie genügend Lager-, Entsorgungs und Aufbereitungsfläche von Geräten und Verbrauchsmaterial eingeplant werden.

Je nach Frequentierung und Auslastung kann gegebenenfalls an separate Umkleidemöglichkeiten und Ruhebereiche für Patienten gedacht werden.

Die Anforderungen an die baulich-funktionelle Ausstattung eines klassischen Operationstraktes im Vergleich zu einem Eingriffsraum haben erhebliche Konsequenzen für die räumliche und technische Ausstattung und damit natürlich auch für die Kosten bei der Erstellung und dem weiteren Betrieb. Es lohnt sich also für einen Praxisinhaber oder Krankenhausplaner, sich frühzeitig Gedanken darüber zu machen, welches Operationsspektrum er in dem neuen Operationsbereich durchführen möchte.

RAUMLUFTTECHNISCHE ANLAGEN

Auch heute noch trifft man häufig in Krankenhäusern auf Operationsabteilungen, die von der Personalschleuse über den Operationsraum bis zum Putzraum mit einer dreistufigen Filteranlage nach DIN 1946 Teil 3 ausgestattet wurden. Die Investitions-, Betriebs- und Wartungskosten für diese RLT-Anlagen verschlingen erhebliche Summen.

Von der Oberfinanzdirektion Hannover wurden die Betriebskosten für eine OP-Abteilung mit fünf Operationssälen und den entsprechenden Nebenräumen jeweils für die Variante "umfassende dreistufige Filterung des gesamten OP-Traktes" versus "dreistufige Filterung der Operationsräume und zweistufige Filterung für die restlichen Räume" gegenüber gestellt. Mit der letzteren Variante ließen sich fast 9000,- Euro Betriebskosten jährlich einsparen. Nach dem heutigen Stand des Wissens kann man davon ausgehen, dass die aerogene Übertragung von Bakterien für die Rate an postoperativen Wundinfektionen eine absolut untergeordnete Rolle spielt. In den meisten Fällen entstammen die Erreger der patienteneigenen Bakterienflora.

Demzufolge werden RLT-Anlagen mit dreistufiger Filterung, heute in der Regel in der Form von Laminar-Air Flow Deckenfeldern, nur noch für aseptische Eingriffe mit besonders hohem Infektionsrisiko gefordert. Hierzu zählen in aller erster Linie Operationen mit der Implantation von Fremdmaterialien und große Herzoperationen.

Häufig wird bei der Diskussion über die Ausstattung eines Operationstraktes mit einer RLT-Anlage allerdings übersehen, dass es neben hygienischen Gesichtspunkten noch wesentliche andere Kriterien zu berücksichtigen gibt. Hierzu gehören Temperatur, Luftfeuchtigkeit, Narkoseabgasbelastung u.a. Es bedarf also eines interdisziplinären Ansatzes bei der Entscheidung über eine RLT-Anlage.

AUFBEREITUNG VON MEDIZINPRODUKTEN

HYGEA steht für "Hygiene in der Gastroenterologie-Endoskop-Aufbereitung" und beschreibt die im Jahr 2002 veröffentlichte Studie einer interdisziplinären Arbeitsgruppe über die Qualität der Aufbereitung von flexiblen Endoskopen in Klinik und Praxis. Das ernüchternde Ergebnis dieser in 25 Kliniken und 30 Praxen niedergelassener Ärzte durchgeführten Untersuchung war, dass die Aufbereitung der Endoskope in über 50% der Einrichtungen zu beanstanden war. Das heißt, diese Endoskope waren nach der Aufbereitung, also sozusagen "fertig für den Einsatz am nächsten Patienten", immer noch mit Bakterien kontaminiert.

HYGIENEMANAGEMENT

Ebenfalls im Jahr 2002 publiziert wurden zwei Empfehlungen der Kommission für Krankenhaushygiene und Infektionsprävention beim RKI zu diesem Thema:

Zum einen "Anforderungen an die Hygiene bei der Aufbereitung flexibler Endoskope und endoskopischen Zusatzinstrumentariums" und zum anderen "Anforderungen der Hygiene an die baulich-funktionelle Gestaltung und apparative Ausstattung von Endoskopieeinheiten".

Ziel der Umsetzung dieser Empfehlungen muss aus hygienischer Sicht ganz klar die Aufhebung der in der HYGEA-Studie aufgedeckten Missstände sein. Konzeptionell unterstützen die Anforderungen an die bauliche Gestaltung wiederum die einwandfreien funktionellen Abläufe:

So ist eine strikte Trennung von Untersuchungsräumen und Räumen für die Aufbereitung der gebrauchten Endoskope zu gewährleisten. Letzterer muss groß genug sein, um ihn wiederum funktionell in einen reinen und unreinen Bereich unterteilen zu können.

Daneben müssen natürlich auch Warte- und Überwachungsräume für die Patienten, Toiletten, Entsorgungs-/Putzraum und Umkleiden sowie Sozialraum eingeplant werden.

Für die Wiederaufbereitung der Endoskope sollten bevorzugt maschinelle Aufbereitungsverfahren im Reinigungs- und Desinfektionsgerät für Endoskope, kurz RDG-E zum Einsatz kommen. Die Verantwortung für die korrekte Aufbereitung trägt der Betreiber der Klinik oder Praxis.

GESETZLICHE VORGABEN

In diesem Zusammenhang sei darauf hingewiesen, dass die Anforderung für die Aufbereitung der flexiblen Endoskope nur ein Beispiel für die gestiegenen Anforderungen an die Wiederaufbereitung von Medizinprodukten darstellt und neuerlichen gesetzlichen Vorgaben unterliegt.

Mit dem Inkrafttreten des 2. Gesetzes zur Änderung des Medizinproduktegesetzes am 1.1.2002 und der darin enthaltenen Änderung der Medizinprodukte-Betreiberverordnung werden von den Betreibern von Krankenhäusern und Praxen erhebliche Anstrengungen in Hinblick auf die Etablierung von Qualitätsmanagementsystemen in der Hygiene verlangt. So fordert beispielsweise §4 der Medizinprodukte-Betreiberverordnung:

(1) Der Betreiber darf nur Personen, Betriebe oder Einrichtungen mit der Instandhaltung, sprich Wartung, Inspektion, Instandsetzung und Aufbereitung von Medizinprodukten beauftragen, die die Sachkenntnis, Voraussetzungen und die erforderlichen Mittel zur ordnungsgemäßen Ausführung dieser Aufgabe besitzen.

(2) Die Aufbereitung von bestimmungsgemäß keimarm oder steril zur Anwendung kommenden Medizinprodukten ist unter Berücksichtigung der Angaben des Herstellers mit geeigneten validierten Verfahren so durchzuführen, dass der Erfolg dieser Verfahren nachvollziehbar gewährleistet ist und die Sicherheit und Gesundheit von Patienten, Anwendern oder Dritten nicht gefährdet wird.

Dies wird in den jeweiligen Empfehlungen des RKI spezifiziert. So wird für den Bereich der Endoskopie von der entsprechenden Sachkenntnis ausgegangen, wenn in Endoskopieabteilungen eines Krankenhauses "ein angemessener" Anteil z.B. 50% des Endoskopiepflegepersonals die Fachweiterbildung "Endoskopie" besitzt. Für Praxismitarbeiter bietet sich die Schwerpunktfortbildung "Gastroenterologische Endoskopie für Arzthelfer/innen" an.

Einen besonderen Stellenwert bei der Wiederaufbereitung von Medizinprodukten nehmen natürlich die Zentralsterilisationen ein. Hier müssen Qualitätsmanagementsysteme etabliert werden. Einrichtungen, die nicht nur für den "hausinternen" Gebrauch aufbereiten, sondern auch für externe Häuser diese Dienstleistung erbringen, müssen akkreditiert sein. Auch hier dürfen nur qualifizierte Mitarbeiter eingesetzt werden, die z.B. nach den "Ausbildungsrichtlinien der Deutschen Gesellschaft für Sterilgutversorgung e.V." fortgebildet wurden.

Die Hygiene befindet sich wie alle medizinischen Fachdisziplinen im permanenten Wandel. Alte Zöpfe werden abgeschnitten, neue Konzepte werden etabliert. Mit der Ablösung des Bundesseuchengesetzes durch das Infektionsschutzgesetz und der Änderung des Medizinproduktegesetzes werden Krankenhäuser und Praxen teilweise sehr enge Vorgaben gemacht, andererseits bleibt in vielen Bereichen auch ein erheblicher Spielraum. Dem Buch Praxis und Klinik wünsche ich, dass es zur Kommunikation und Interaktion aller an der Planung und Umsetzung von medizinischen Bauvorhaben beteiligten Berufsgruppen im Sinne einer bestmöglichen Patientenversorgung erfolgreich beiträgt.

Dr. med. Jörg Herrmann
Arzt für Mikrobiologie und Infektionsepidemiologie

DIALYSEZENTRUM

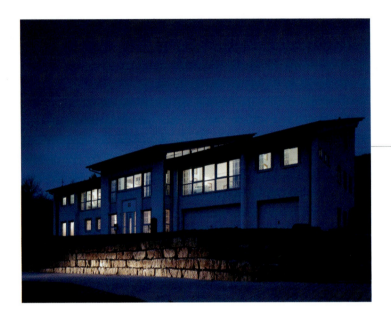

PLANUNG / UMSETZUNG:
delle-design
Bad Sassendorf

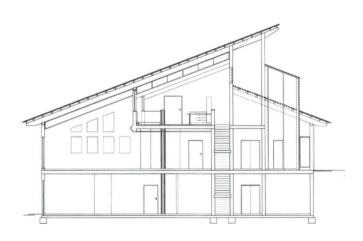

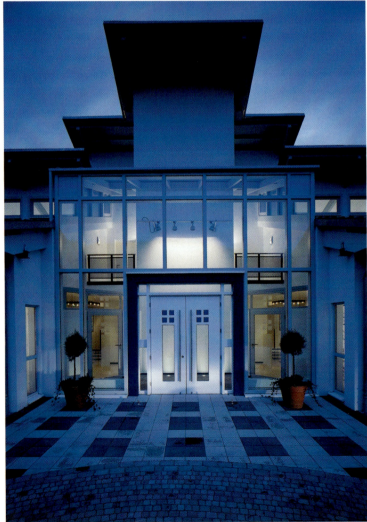

SÜDDEUTSCHLAND

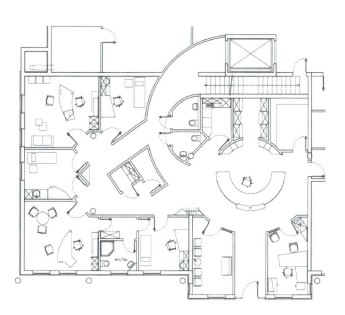
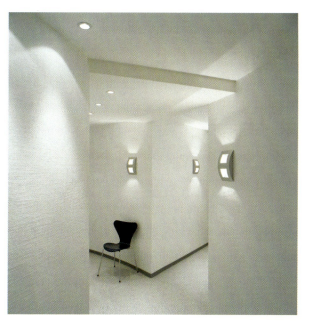

Auf einem 8000 qm großen Baugrundstück wurde in ländlicher Umgebung ein Dialysezentrum von 1.050qm realisiert. Es dient der nephrologischen Nahversorgung der Region und eines nahegelegenen Kurgebietes. Bezeichnend für das Baugrundstück war dessen steile Hanglage. Durch diese Besonderheit wurden Architekt und Bauherr vor eine komplexe Aufgabe gestellt. Resultat ist ein dreigeschossiges, sehr facettenreiches Gebäude in einer Konstruktion aus Stahlbeton und Kalksandstein. Die Dachkonstruktion besteht aus Leimholzbindern mit Betonsteindeckung. Das versetzte Pultdach ermöglicht eine natürliche und zugfreie Raumlüftung. Eine besonders hervorzuhebende Planungsaufgabe war es, Innenräume für Patienten zu schaffen und zu gestalten, die mehrmals pro Woche für 3 bis 4 Stunden behandelt werden. Die großzügigen Fensterfronten wirken raumerweiternd und versorgen die Behandlungsräume mit freundlichem Tageslicht. Das Dialysezentrum befindet sich im Erdgeschoss und wird von dem am Hang gelegenen Eingangsportal erschlossen. Die im Souterrain angeschlossene Praxis läßt sich über das zentrale Treppenhaus, den seperaten Eingang oder per Fahrstuhl erreichen. Ein partnerschaftliches Raumnutzungskonzept ist somit gegeben. Die Praxisräume funktionieren sowohl in Symbiose mit dem Dialysezentrum als auch autark. Die Nebenräume liegen auf der dem Hang zugewandten Seite, während sich die 5 Dialyseräume mit insgesamt 22 Plätzen auf der dem Hang abgewandten Seite befinden und dem Patienten einen einmaligen Ausblick ermöglichen. In der dritten Ebene wurde eine Galerie zu Schulungszwecken geschaffen, die sowohl von der Praxis als auch von den Dialysepatienten genutzt wird. Die Verbindung der drei Ebenen untereinander erfolgt über die zentral angeordnete, interne Erschließung über Fahrstuhl und Treppe. Ebenso zentral befindet sich die Patientenüberwachung, die den Dialyseräumen vorgelagert ist. Durch diesen optimal auf die Bedürfnisse und Gegebenheiten abgestimmten Grundriss werden extrem kurze Wege für die Mitarbeiter geschaffen, welche zeitoptimierte und effiziente Arbeitsabläufe ermöglichen.

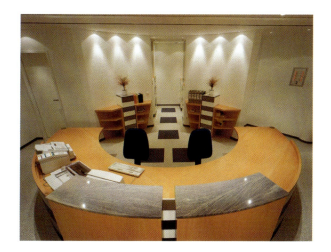
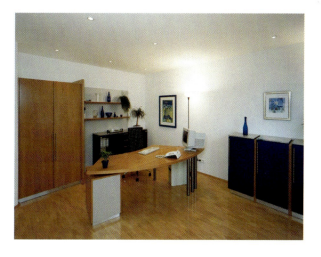

DIALYSEZENTRUM

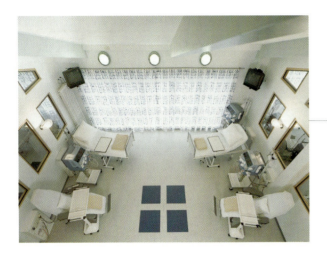

PLANUNG / UMSETZUNG:
delle-design
Bad Sassendorf

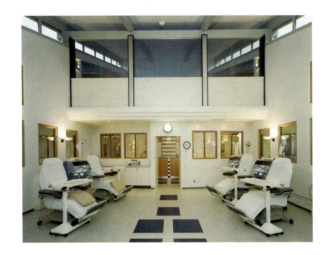
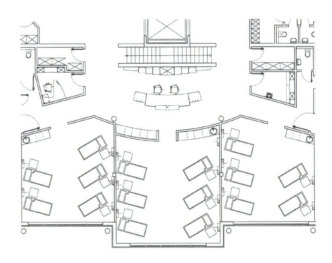

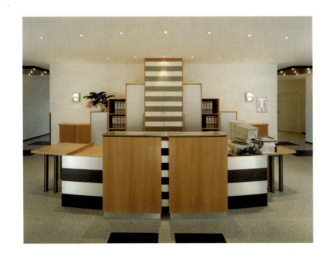
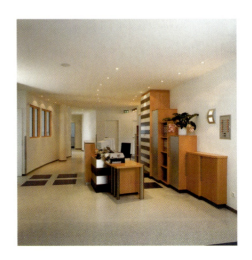

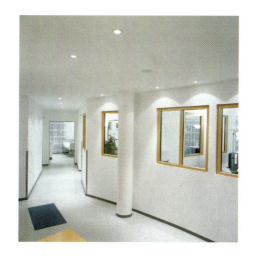 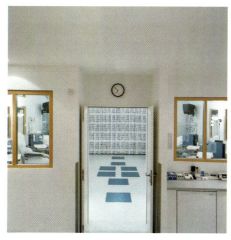 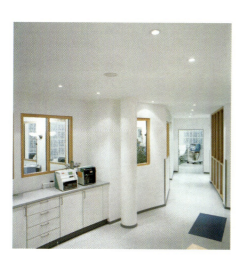

Bereits bei der Außengestaltung des Eingangsbereiches zum Dialysezentrum werden die zwei geometrischen Grundformen Kreis und Quadrat gestaltbildend und richtungsweisend eingesetzt. Die Gliederung des unmittelbar vorgelagerten Plattenbelages zeigt sich in strenger Geometrie und klarer Symmetrie. Diese formale Strenge wird durch die angrenzende Pflastersteinfläche unterbrochen. Kreisförmig schiebt sie sich in Richtung Eingangstüren und bildet so einen angenehmen Kontrast zur vorherrschenden Orthogonalität. In der Ansicht der Eingangstüren wiederholt sich das Quadrat als akzentuierendes Detail. Die geradlinige und spannungsreiche Komposition, die aus dem gezielten Einsatz von Kreis und Quadrat resultiert, durchzieht die gesamte Grundrisskonzeption, die Gestaltung der Empfangsmöbel sowie die der Boden-, Wand- und Deckenflächen. Auf der vertikalen Mittelachse des Grundrisses liegen zentral positioniert die Empfangsbereiche. Auch hier unterbricht ihre radiale Gestaltungssprache die der eher rechtwinklig orientierten angrenzenden Räume. Während sich die Kombination der Empfangsmöbel im Souterrain am reinen Kreis orientiert, wird er im Erdgeschoss als sanfter Kreisbogen zitiert. Charakteristisch für beide Einrichtungselemente ist ein starker Symmetriebezug. Die Materialsprache aus Holz und Stein wird durch liegende Rechtecke und Quadrate gegliedert. Die Betonung der Horizontalen führt hier zu einer sehr beruhigenden Raumstimmung. Der starke achsiale Bezug wird im Fußbodenbereich durch blaue, regelmäßig angeordnete Kautschukintarsien unterstrichen. Diese Maßnahme verstärkt die perspektivische Tiefenwirkung, weitet den Raumeindruck und leitet den Patienten. Am Ende der Achse fällt der Blick auf die tageslichtdurchfluteten, grafisch gestalteten Paneeltracks. Sogar in der textilen Dekoration spiegelt sich die klare, eindeutige Gesamtkonzeption wider. Bei der insgesamt neutralen, hellen Farbabstimmung verleiht der Einsatz von Holz in der Möblierung sowie im Bereich der innenliegenden Fensterrahmen den Räumen eine warme Komponente. Die Innenwände nehmen formal Bezug auf die vorgelagerte Anmeldung und setzen das Thema Kreis / Kreisbogen fort. In einzelnen Wandflächen setzen Scallops besondere Akzente. Nach oben und unten abstrahlende Wandleuchten gliedern und facettieren die Gangzonen. Innenfenster als interne Sichtverbindung erleichtern die Patientenbetreuung und unterstreichen die Großzügigkeit des Gebäudes. Die qualitativ hochwertige Betreuung der Patienten wird durch die räumliche Konzeption, Gliederung und Gestaltung unterstützt. Die sorgfältige Recherche der medizinischen Abläufe und Arbeitsweisen ermöglichte es den Gestaltern, innenarchitektonisch die Voraussetzungen für eine optimale Behandlungssituation zu schaffen.

OCM - ORTHOPÄDISCHES CHIRURGIEZENTRUM MÜNCHEN

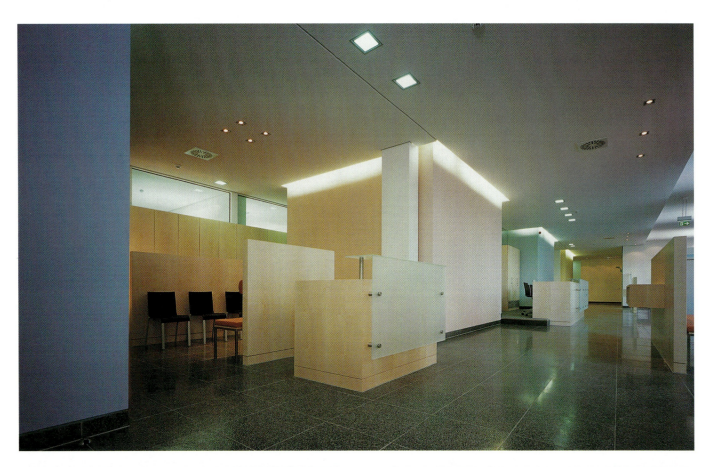

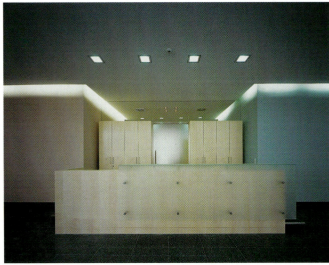

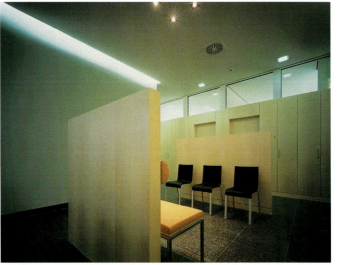

PLANUNG / BAULEITUNG:
MHP - Maier, Huber + Partner
Architekten / Innenarchitekten, München

Im Rahmen eines Erweiterungsbaus der SANA-Klinik München-Sendling entstanden Praxis und Verwaltungsräume für die OCM-Klinik GmbH (Orthopädisches Chirurgiezentrum München) mit Röntgen-, Radiologie- und ambulantem OP-Bereich. Trotz des für einen Praxisbetrieb großen Flächenbedarf von ca. 800 qm im EG und ca. 190 qm im UG sollte eine für den Patienten möglichst überschaubare und einladende Atmosphäre entstehen. Deshalb wurden sämtliche öffentlichen Bereiche als Großraum mit unterschiedlichen Warte- und Empfangsbereichen konzipiert. Für den Patienten meist anonym wirkende lange Flurzonen werden dadurch vermieden.

MÜNCHEN

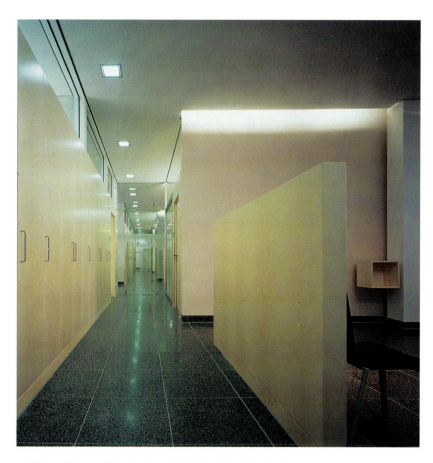
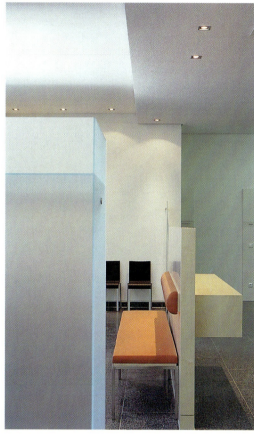
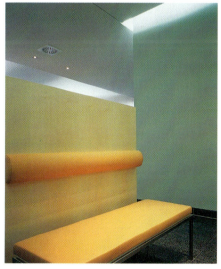
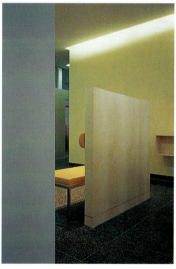
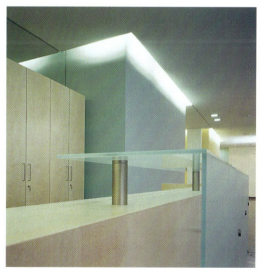

Darüber hinaus wird eine optimale Kommunikation des Personals sowohl untereinander als auch mit den Patienten gefördert. Durch entsprechende Positionierung von Empfangstheken und halbhohen Raumteilern aus hellem Ahorn und sandgestrahltem Glas entstehen unterschiedliche Warte- und Empfangsbereiche, die alle mit einem durchgängigen Bodenbelag aus anthrazitfarbenem Kunststein verbunden sind. Der wesentliche Raumeindruck wird geprägt von den in hellen Farbtönen gestalteten Wandflächen der vier Behandlungsräume. Die unterschiedliche Farbgebung signalisiert jeweils den Funktionsbereich ähnlich einer Einzelpraxis (zwei Sprechzimmer mit gegenüberliegendem Behandlungsraum). Dadurch wird für den Patienten eine gute Orientierung mit kurzen Wegen erreicht, was einen reibungslosen Praxisbetrieb gewährleistet.

Der gesamte Untersuchungs- und Behandlungsbereich ist durch eine interne Flurzone verbunden, die sich jeweils zwischen zwei Behandlungsräumen mit einer kleineren, intimeren Zwischenwartezone zum Großraum hin öffnet, und im rückwärtigen Bereich des Hauptempfangs in ein internes Kommunikationszentrum für Ärzte und Personal mündet.

PRAXIS FÜR ALLGEMEINMEDIZIN

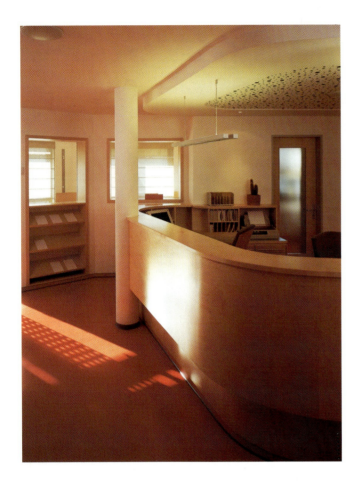

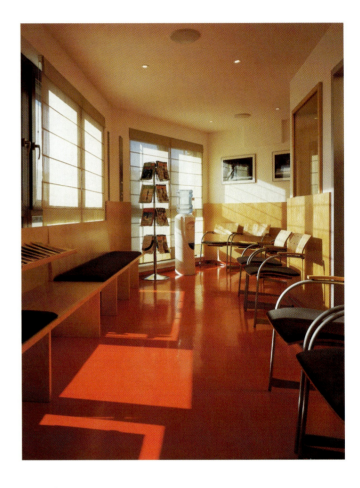

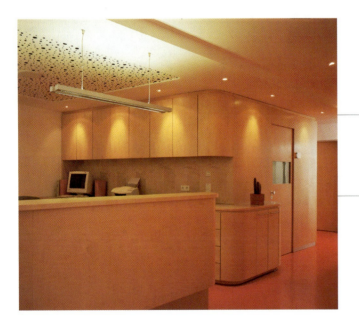

BAUHERR:
Dr. Stockhausen und Morscher
Rednitzhembach

ENTWURF / PLANUNG / LICHT:
blauhaus - architekt Mathias Hennig
Innenarchitektin Nicole Heim

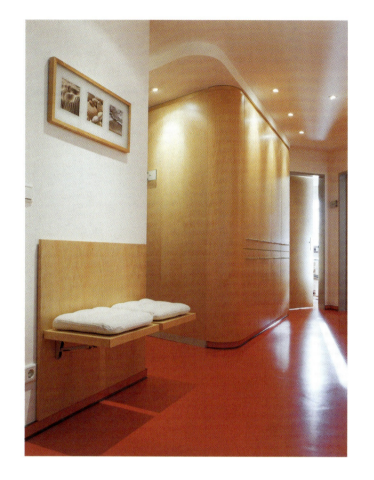

Umfassende Gesundheit ist nur möglich wenn das Zusammenspiel vieler gesunder Einzelteile ungestört funktioniert. Liegt eine Störung an einem Organ vor, wird dadurch an bestimmten Körperstellen der Energiefluss gehemmt. Genau um diesen, in der Lehre des Feng Shui auch Chi genannt, geht es bei der gesamten Planung dieser allgemeinmedizinischen Praxis. Ein ungehemmter Energiefluss, der sich in allen Bereichen deutlich spüren lässt und Patienten wie Personal gleichermaßen alltäglich positiv beeinflusst. Hierzu gehört im Vorfeld die ausgiebige Auseinandersetzung des Planers mit den Grundsätzen des Feng Shui. Die Lehre von Wind und Wasser, von Harmonie und Balance wird ausgedrückt durch die Beziehung der beiden Kräfte Yin und Yang. Jede Kraft braucht ihr Gegenteil - ohne Dunkelheit keine Helligkeit, ohne Wärme keine Kälte. Solange sich die Gegensätze in Balance halten herrscht Gesundheit und allgemeines Wohlergehen.

Übertragen auf die Praxisplanung bedeutet dies, Zonen festzulegen, in denen das Chi ungehindert erfahrbar wird. Blockadefrei, freundlich strahlend und hell öffnet sich deshalb der Eingangsbereich; abgerundete Elemente im Decken-, Wand- und Thekenbereich vermeiden jegliche Kanten und Härte. Das positive Energieumfeld unterstützend, wirken Erdtöne wie gelb, braun, ocker oder orange. Natürliches Licht, helle Atmosphären werden durch die Integration von ausreichend Tageslicht bewirkt und der Einsatz von Pflanzen und künstlicher Wasserquellen beleben die Räume und ihre Beziehungen. In den Behandlungsräumen umschließen halbhohe Holzverkleidungen den Liegebereich, gleichwohl dem sicheren Gefühl "einen Berg im Rücken zu haben und die freie Sicht nach vorn zum Wasser", wie es in der goldenen Regel des Feng Shui lautet.

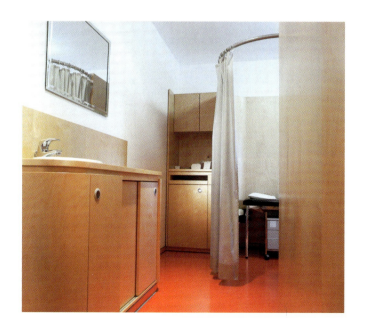

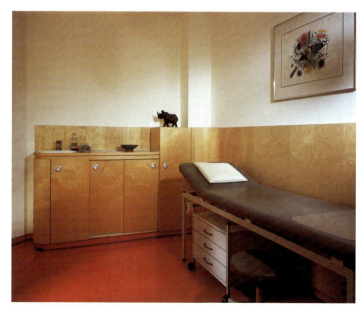

CHIRURGISCHE PRAXIS

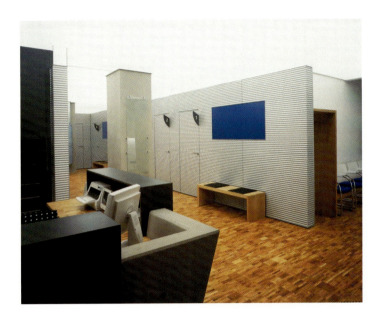

BAUHERR:
Dr. Wego Kregehr
Hannover

ENTWURF:
Professor Bernd Rokahr BDIA DWB
Hannover

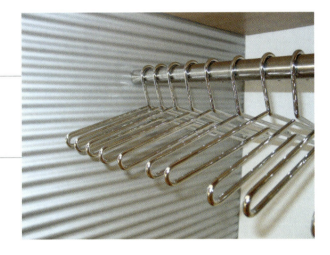

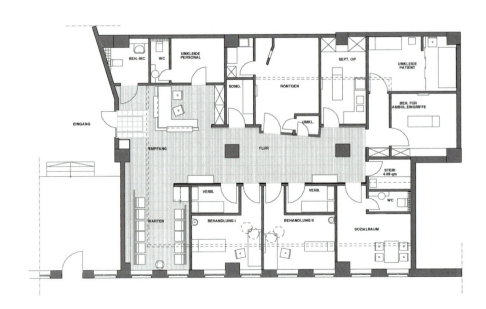

In dem innerstädtischen Jugendstil-Industrie-Komplex des Hannoveraner Gebäckherstellers Bahlsen fand vor etwa zehn Jahren eine Umnutzung in ein Büro- und Dienstleistungszentrum statt. Die chirurgische Praxis entstand im Erdgeschoss des Westflügels und umfasst 260 qm. Auf der Mittelachse des streng orthogonalen, rechteckigen Grundrisses liegt der Flur, dem jeweils zu beiden Seiten die einzelnen Funktions- und Praxisräume angegliedert sind. Eine Seite umfasst den Empfangsbereich mit Personalumkleide, Sonographie, Röntgenraum, septischen OP und die Patientenumkleide. Auf der anderen Seite reihen sich Wartebereich, zwei Behandlungsräume und ein Sozialraum aneinander. Am Kopf der Achse ist der Raum für ambulante Eingriffe platziert. Einzig der Röntgenraum durchbricht die strenge Orthogonalität und schiebt sich leicht verdreht in den Flur hinein, was durch eine andere Materialart und -farbe noch betont wird und so dem Raum Spannung verleiht.

Das Erscheinungsbild der Praxis wird geprägt durch die außergewöhnliche Kombination der einzelnen Materialien. Kühlen Charme versprühen die flurbegrenzenden Wände, da sich der Architekt hier für eine Aluwelle entschieden hat, die aber von dem schwarzen Röntgenkörper unterbrochen wird.

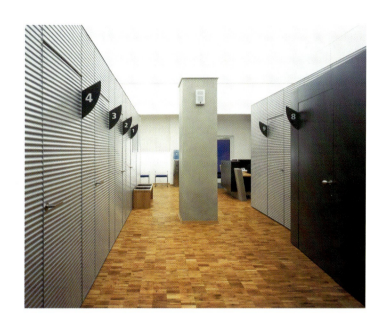

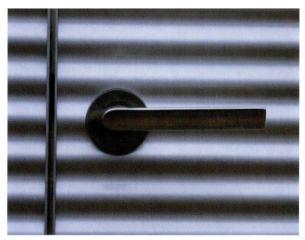

Auch die Stützen in der Mitte des Flures wirken durch ihre Dimensionierung und ihr Material sehr nüchtern und kühl. Bei der Empfangstheke entschied sich der Architekt für Beton, ein eher ungewöhnlicher Baustoff für einen Tresen. Dem entgegen wirkt der Parkettboden der dem gesamten Raum eine warme Basis gibt. Die Tischplatte des Empfangstresens ist ebenfalls mit Parkett belegt, so dass auch hier die Materialgegensätze Holz - Beton wieder spannungsreich im Kontext stehen.

Das Problem der Belichtung - die Praxis kann nur eine einseitige Fensterfront zur Straße aufweisen - löste der Architekt mit einer durchgängigen Lichtdecke, die eine optimal gleichmäßige Lichtverteilung garantiert und auch die innenliegenden Räume belichtet. Besonders bemerkenswert sind die oberhalb der Wellenverkleidung angebrachten Spiegel, die den Eindruck einer durchgehenden Lichtdecke vermitteln. So wird die Decke zu einem unendlich scheinenden Tageslichthimmel. Die geradlinige Konzeption des Architekten zieht sich durch die gesamte Praxis. Das äußert sich auch in der Anordnung von Serienmöbeln sowie in Entwürfen von Sondermöbeln wie Eingangstür, Empfangstresen, Einbauschränken, Garderobe, Sitzbänken, Schreibtischen und praxisspezifischen Einbauten.

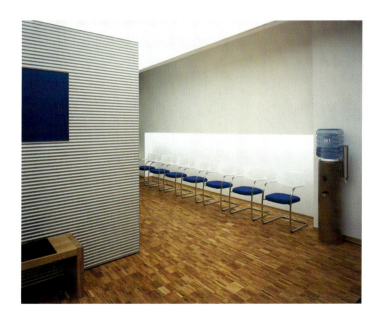

ZAHNARZTPRAXIS

ENTWURF:
Zink-Küsters Architekten
Althütte-Waldenweiler

FOTOARBEITEN:
Obertreis
Waldenweiler

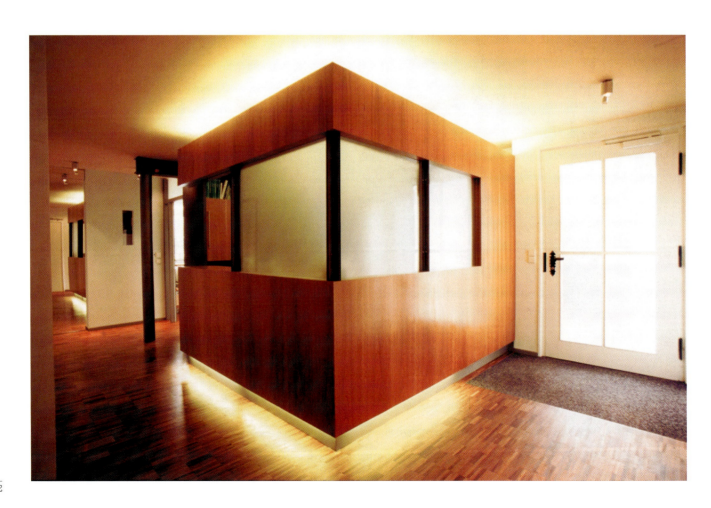

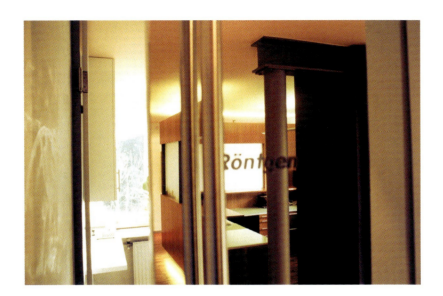

In einem zentrumsnahen Altbau aus den 50er Jahren wurde durch die grundlegende Sanierung eine bestehende Hautarztpraxis zu einer Zahnarztpraxis umgebaut. Auf der Grundfläche von fast 100qm wurden der Empfangsbereich, ein Warteraum und zwei großzügige Behandlungszimmer mit zentralem Röntgen- und Sterilisationsraum angeordnet. Weitere Funktionen wie Garderobe und Mundhygiene sind in den Wartebereich integriert. Ein Zugangsflur erschließt zum einen die Wohnungen im Obergeschoss und ermöglicht zum anderen eine spätere Verbindung mit einer Erweiterungsfläche.

Der auffällige Empfangskubus wurde als Raum-im-Raum ausgebildet und erhält durch eine akzentuierte Beleuchtung einen fast schwebenden Charakter. Die Holzkonstruktion ist durch satinierte Glasscheiben durchbrochen und öffnet sich damit dem Patienten.

Holz und Glas sind die insgesamt vorherrschenden Materialien, wodurch sogar in den Behandlungsräumen eine wohnliche Atmosphäre entsteht. Auch die Farbwirkung der Wände und Decken ist durch besondere Malertechniken in abgestimmten Uni-Farben warm und angenehm. Die Lichtarchitektur unterstützt diese Wirkungen bezüglich der Struktur und Farbe.

Als Besonderheit wurden über den Behandlungsstühlen ovale Deckenelemente abgehängt, die die übliche sterile Beleuchtung durch eine warme Lichtfarbe und -stimmung ersetzen. Deren Rand ist in einem dem satinierten Glas ähnlichen Farbton beschichtet, um Leichtigkeit zu suggerieren.

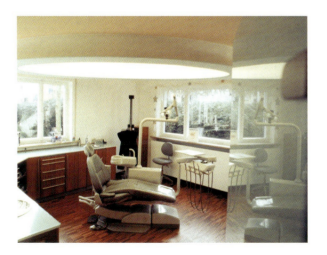

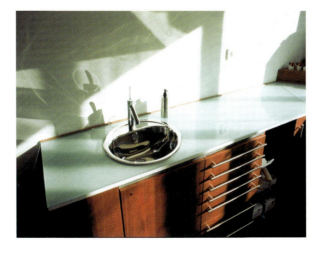

RADIOLOGISCHE PRAXIS

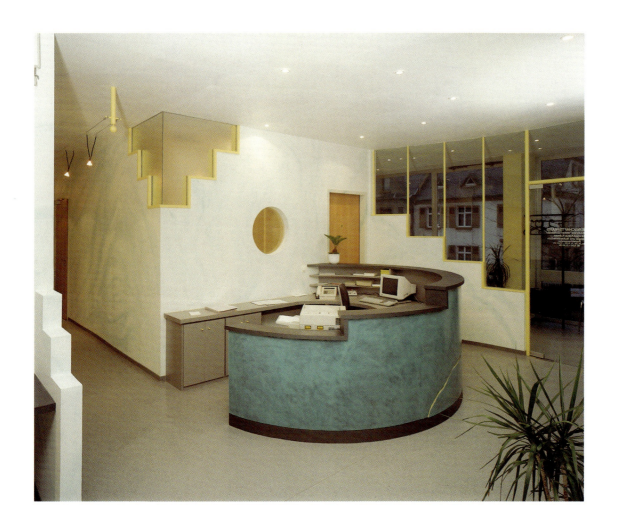

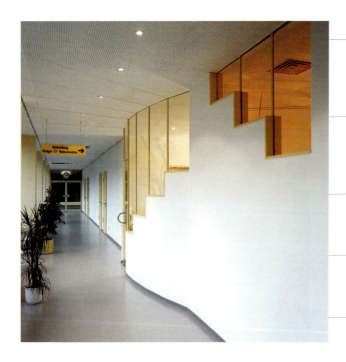

BAUHERREN:
Dr. Weller-Schweizer, Dr. Kuhnen
Merzig

ENTWURF / LICHTPLANUNG:
Florian Schausbreitner
Igel bei Trier

INNENAUSBAU:
Igel-Designwerkstatt

PLANUNGSBÜRO:
Schausbreitner und Schlicker

FOTOARBEITEN:
Igelstudios

MERZIG

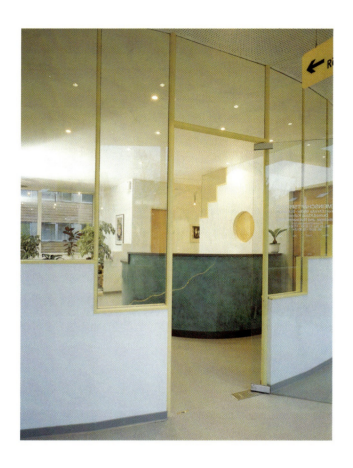

Die gezeigte Röntgenpraxis ersetzt die frühere hauseigene Röntgenabteilung im Kreiskrankenhaus Merzig. Auf einer Nutzfläche von 176 qm, geprägt durch eine krankenhaustypische Gebäudestruktur, ist eine ökonomische Raumaufteilung unerlässlich, um Raum für radiologische Großgeräte zu schaffen. Durch eine zentrale Anordnung des Rezeptions- und Schreibbereiches ergeben sich kurze Laufwege. Links und rechts der Rezeption teilt sich die Praxis in den radiologischen und nuklearmedizinischen Bereich. Untersuchungs- und Funktionsräume mussten aufgrund der baulichen Gegebenheiten als innenliegende Räume konzipiert werden. Alle für Ärzte und Personal relevanten Räume und ständigen Arbeitsplätze befinden sich im Bereich natürlichen Lichteinfalls. Innenliegende Untersuchungsbereiche erhalten durch klare und feinstrukturierte Festverglasungen einen indirekten Tageslichteinfall.

Da die nuklearmedizinischen Bereiche strengen Sicherheitsauflagen unterliegen, galt es hier auf engstem Raum sowohl behördlichen Auflagen als auch dem Wohlbefinden des Patienten Rechnung zu tragen. So befindet sich hinter der Rezeption das Wartezimmer der nuklearmedizinisch untersuchten Patienten, optisch verbunden durch ein Bullauge aus Bleiglas zum Schutze des Personals. Durch die abgestufte Übereckverglasung in Richtung Praxis/Foyer als auch durch eine weitere Oberlichtverglasung zum lichtdurchfluteten Flur entsteht ein angenehmes Ambiente.

Ein durchgängiges Farbkonzept trägt zu einer unerwartet angenehmen, interessanten Raumgestaltung bei. Die daraus resultierende positive Grundstimmung reduziert die Ängste der Patienten und verbessert das Wohlbefinden des Personals in seinem täglichen Arbeitsumfeld. Hierzu wurde eine subtile, zarte Lasurtechnik zur lebendigen, aber auch zurückhaltenden Oberflächenbehandlung in den Farbtönen Türkis, Grau und Gelb eingesetzt. Das Beleuchtungskonzept basiert auf einer Kombination von stimmungsvollem akzentuierenden Halogenlicht und Funktionsleuchten im Untersuchungs- und Arbeitsbereich.

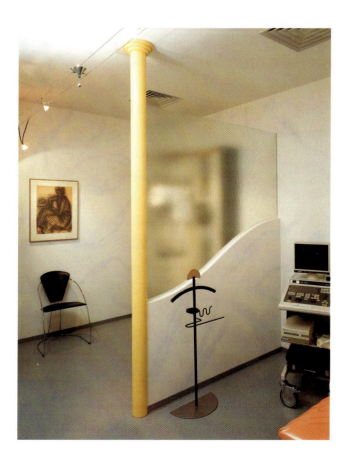

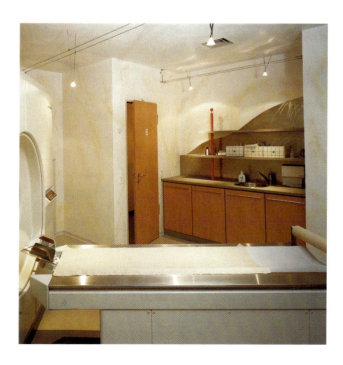

PRAXISKLINIK LINKS AM RHEIN

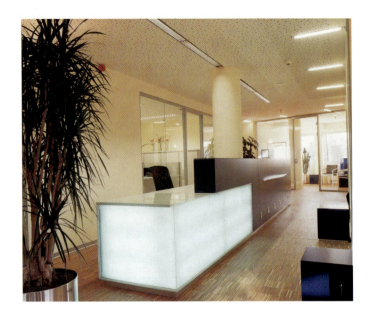
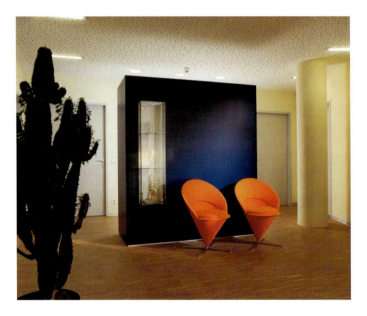
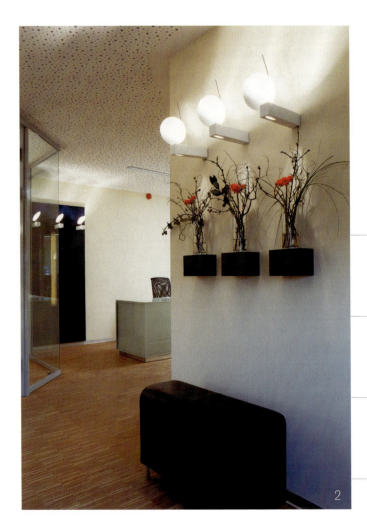

PRAXISKLINIK LINKS AM RHEIN:
Neurochirurgische Praxis
Gynäkologische Praxis

ENTWURF:
Dipl. Ing. Innenarchitektin Bettina Kerker, Köln
Dipl. Ing. Innenarchitektin Michaela Beyenburg, Köln

MEDIZINTECHNIK:
medical plus GmbH
Köln

FOTOARBEITEN:
André Becker
Oerlinghausen

KÖLN - RODENKIRCHEN

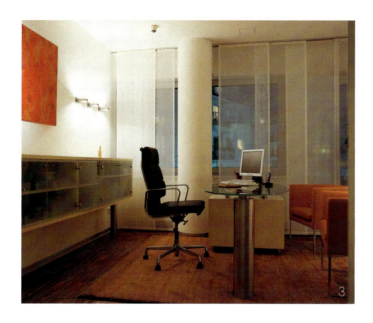

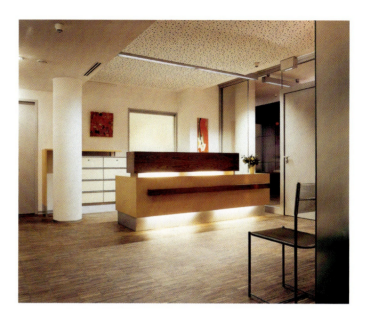

14 Praxen unterschiedlichster Fachrichtungen mit ihren Patienten, ihren Ärzten, ihren spezifischen Anforderungen: In der Kölner Praxisklinik links am Rhein erhält diese Vielfalt eine überzeugende gestalterische Klammer.

Durchgängigkeit der Formen, Farben und Materialien prägt die sieben von Michaela Beyenburg und Bettina Kerker gestalteten Praxen in der Kölner Klinik. Der Kubus als zentrales Gestaltungselement gibt einen sachlichen Grundton vor. Holz, Glas, Edelstahl und die konsequente Farbgebung balancieren Wärme und Kühle. Die Beleuchtung setzt zentrale Möbel effektvoll in Szene (s. Fotos 1+4) und schafft eine entspannende Atmosphäre.

Die in ihre Einzelteile aufgebrochenen, liegend angeordneten Schrankelemente (s. Foto 3) variieren den Kubus ebenso wie die Empfangstheken. Den langgezogenen Innenbereich der neurochirugischen Praxis gliedern zwei sich durchdringende Kuben, die trotz ihrer Größe - die Theke bietet drei vollwertigen Arbeitsplätzen Raum - einladend wirken (s. Foto 1).

Die kräftigen, warmen Farben in der gynäkologischen Praxis kontrastieren mit der klaren, sachlichen Formensprache, während das Kobaltblau der neurochirurgischen Praxis diese unterstreicht. Der einheitliche Holzfußboden schwingt mit den warmen Tönen der Gynäkologie; in der Neurochirurgie erdet er kontrapunktisch dessen Sachlichkeit. Mit ihrer klaren, kühlen Anmutung integrieren Edelstahl und Glas sich hier in die Raumatmosphäre, dort setzen sie ein Gegengewicht zu den warmen Gelb- und Orangetönen.

Jeweils zu dritt angeordnete Leuchten (s. Foto 2) schaffen eine ruhige, entspannende Atmosphäre. In den Behandlungsräumen sowie im OP der Neurochirurgie wird dieses Licht durch Funktions- bzw. OP-Leuchten ergänzt.

Die zentralen Gestaltungselemente aus Kubus, Dreiheit des Lichtes und stringenter Farbgebung schaffen eine Umgebung, in der sich Patienten und Ärzte gleichermaßen wohl fühlen.

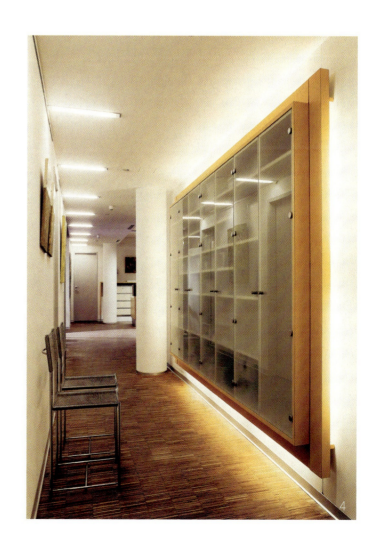

PRAXIS FÜR KIEFERORTHOPÄDIE

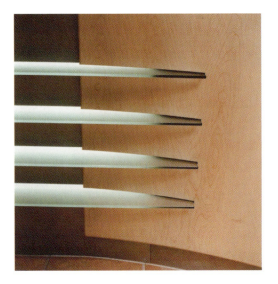
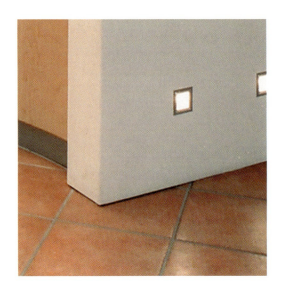

BAUHERRINNEN:
Dr. Claudia Mengel / Dr. Ines Metke
Marburg, Lahn

INNENARCHITEKTUR / AUSFÜHRUNG:
Architekt Bölle
rabe - Innenausbau, Dipl. Ing. S. Rabe
Simtshausen bei Marburg

LICHTPLANUNG - EMPFANG:
Dipl. Ing. S. Rabe
Simtshausen bei Marburg

FOTOARBEITEN:
Frank Herrmann
Leinfelden - Echterdingen

Marburg / Lahn

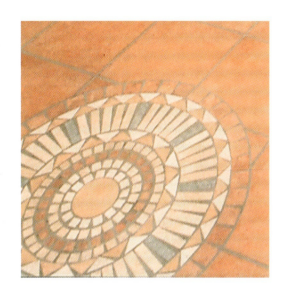

Sobald man durch die Eingangstür tritt, steht man schon im Zentrum der kieferorthopädischen Praxis. Dieses wird gekennzeichnet durch ein hölzernes Deckensegel mit integrierter Beleuchtung und einer Mosaikintarsie im Fußboden. Die weitere Praxisaufteilung ist für den Patienten auf einen Blick zu erfassen, so dass er sich sofort orientieren kann. Direkt vor ihm befindet sich die aufwendig gestaltete Empfangstheke. Mittig geteilt durch eingelassene, satinierte und beleuchtete Glasscheiben nimmt sie die Bogenform des Deckensegels auf und auch das Ahornholz des Thekenkörpers stellt den Bezug zu diesem her. Ein fast raumhohes Wandelement trennt den sich rechts anschließenden offenen Wartebereich vom Empfang, leitet den Patienten aber durch Richtung und akzentuierte Beleuchtung in Sockelhöhe den Weg. Der fenstergroße Durchbruch in der weiß geputzten Wand ermöglicht den Blick vom Empfang in die Wartezone und erleichtert den Mitarbeitern die Übersicht. Integriert in den Wartebereich ist eine separate Mundhygiene für die Patienten. Die Behandlungsräume befinden sich links des Empfangs hinter satinierten Glastüren und werden getrennt durch eine offene Spindeltreppe, die in die Funktionsräume wie Büros, Labor und Sozialräume im Obergeschoss führt. So findet man die runde Form des zentralen Deckenspiegels in Fußboden, Theke und Treppe wieder und erkennt in ihr die Verbindung aller Praxisbereiche.

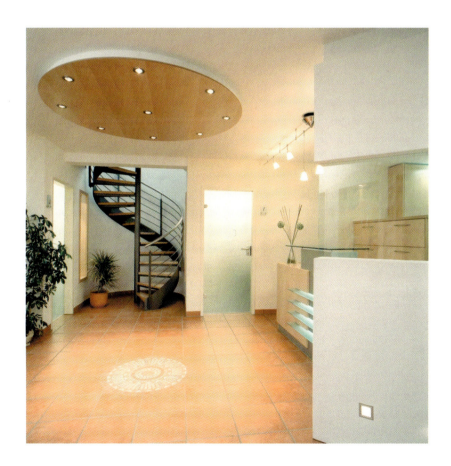
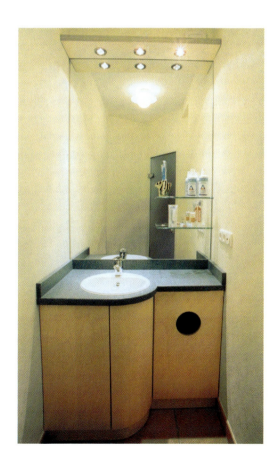

EDV IN DER PRAXIS

BETRIEBSWIRTSCHAFTLICHE FAKTOREN

Von Budgetierung, Punktverfall und stetig steigenden Kosten bedrängt, hat sich mittlerweile auch unter niedergelassenen Ärzten die Erkenntnis durchgesetzt, dass eine betriebswirtschaftliche Sichtweise einer Arztpraxis durchaus mit den eigenen ethischen Ansprüchen in Einklang zu bringen ist. Dies alleine schon aus Existenzgründen, denn die goldenen Zeiten scheinen vorbei zu sein.

Niedergelassene Ärzte sehen sich heute unternehmerischen Herausforderungen gegenüber, auf die sie in Ihrer Ausbildung oft nur unzureichend oder überhaupt nicht vorbereitet wurden. Vor allem im betriebswirtschaftlichen Bereich herrscht bei vielen großer Unterstützungsbedarf. Als Dienstleistungsunternehmen unterliegt die Arztpraxis demselben Prinzip wie alle anderen Unternehmen auch. Der wirtschaftliche Erfolg hängt ausschließlich von der Tatsache ab, ob die Einnahmen die Kosten decken und ein angemessener Gewinn erhalten bleibt. Das Ergebnis dieser Berechnung ist von einer Vielzahl unterschiedlicher Faktoren abhängig, auf die der Arzt als Unternehmer jedoch mit einem vorausschauenden Praxismanagement und offensivem Praxismarketing maßgeblichen Einfluss nimmt.

PRAXISMARKETING

Sensibles Praxismarketing, das zunächst natürlich eine grundlegende Standortbestimmung der eigenen Praxis und eine genaue Erkenntnis der lokalen Marktgegebenheiten voraussetzt, ist ein ausgesprochen wirkungsvolles Instrument, um der eigenen Praxis im harten Wettbewerb mehr Profil zu verschaffen.

Hierfür benötigt der Praxisinhaber jedoch aussagekräftige Informationen. Dies sind einerseits natürlich die wirtschaftlichen Eckdaten der Praxis, die der Arzt z.B. von seinem Steuerberater in Form einer BWA, einer Einnahmen-Überschussrechnung oder eines betriebswirtschaftlichen Finanzberichtes erhält. Andererseits ist er aber auch auf Leistungs- und Strukturdaten seiner Praxis angewiesen, um auf deren Grundlage die richtigen unternehmerischen Entscheidungen treffen zu können. Nicht jeder Arzt weiß zum Beispiel, wie sich die Struktur seiner Patienten zusammensetzt oder wie lange ihm diese bereits die Treue halten. Dies und andere für ein optimales Praxismanagement notwendigen Informationen stellt ihm eine leistungsfähige Praxis-EDV grafisch aufbereitet zur Verfügung.

Ein modernes Praxiscomputerprogramm sammelt über Jahre hinweg statistische Daten, die vielfältige Möglichkeiten zur Analyse der Praxis im Hinblick auf die Patienten- und Leistungsstruktur sowie zur Effizienz- und Kostenkontrolle bieten. Der Arzt weiß stets, in welche Richtung die wirtschaftliche Entwicklung seiner Praxis führt und kann diese zielgerichtet steuern.

Der Praxiscomputer ist heute also weit mehr als eine Verwaltungsmaschine, die das Praxispersonal lediglich von administrativen Routinearbeiten entlastet. Vor dem Hintergrund schwindender Ressourcen ist ein effektives Praxismanagement, das den strukturellen Kennzahlen der Praxis Rechnung trägt, ohne den Einsatz der EDV nicht mehr möglich. Denn Voraussetzung für jede Praxisstrategie ist der klare Blick für die eigene Situation und die vorhandenen Potentiale.

Die Erfahrung zeigt, dass sich bislang nur sehr wenige Praxen das enorme Leistungspotential des Praxiscomputers in dieser Hinsicht zunutze machen. Ein Versäumnis in einer Zeit, in der es für niedergelassene Mediziner zunehmend schwieriger wird, ihr Unternehmen Arztpraxis wirtschaftlich auf Kurs zu halten. In diesem Punkt ist vor allem der Praxisinhaber gefordert, seinen Mitarbeitern den notwendigen Freiraum zu verschaffen, um sich in die komplexen Funktionen des Praxisprogramms einarbeiten zu können. Und die Zeit drängt. Die aktuellen gesundheitspolitischen Tendenzen lassen die Prognose nicht allzu gewagt erscheinen, dass der Arzt der Zukunft den Computer für mehr als nur das Verwalten von Stammdaten, das Formularwesen und die Krankenkassen-Abrechnung nutzen muss, um dem stetig steigenden Kosten- und Wettbewerbsdruck erfolgreich Paroli zu bieten.

MÖGLICHKEITEN DER EDV

Die elektronische Karteikarte, Terminverwaltung, Wartezimmerorganisation, Wiedervorlage und nicht zuletzt der Bereich der Online-Kommunikation sind nur einige der Einsatzmöglichkeiten der Praxis-EDV, auf die noch im Detail eingegangen werden soll. Für eine Facharztpraxis sollte es außerdem selbstverständlich sein, dass neben einem entsprechendem Facharztprogramm auch die medizintechnische Diagnostik, ein digitales Archivierungssystem und externe Programme in die EDV eingebunden werden.

Der Einsatz neuester Technologien bietet noch viel Potential. So bietet die Online-Privatliquidation zahlreiche Vorteile. Mussten früher noch zeitraubende Verwaltungsarbeiten bei der Abrechnung mit den Privatpatienten investiert werden, so werden diese jetzt zum Kinderspiel. Nach dem Erstellen der Rechnungen werden die Daten direkt aus dem Programm über einen Online-Zugang übertragen. Die Übertragung benötigt nur wenige Sekunden und der Abrechnungsgegenwert wird sofort auf dem Konto verbucht.

Auch die Auswertung von Daten externer Geräte und Schnittstellen zu Laboren wird dank moderner Praxis-EDV möglich. Die Online-Übertragung der Daten erfolgt direkt in die Karteikarte des Patienten. Die Messwerte können sofort strukturiert eingesehen und ausgewertet werden - eine grafische Darstellung ist nicht mehr wegzudenken.

EDV in der Praxis

Dank EDV mit Spracherkennung sind persönliche Dokumentationen von Patienten heute ebenfalls kinderleicht zu bewältigen und zu nutzen. Spracherkennungssysteme können beispielsweise so an die Software angebunden werden, dass die gesamte medizinische Dokumentation schnell und problemlos in die elektronische Karteikarte oder den elektronischen Brief im Fließtext diktiert werden kann. Anamnese, Befund, Diagnose etc. werden automatisch während des Diktats erkannt und strukturiert in der elektronischen Karteikarte abgelegt.
Grafische Formulare werden wegen des "Wiedererkennungseffektes", der logischen Bedienführung und der vielfältigen Prüfmechanismen in der täglichen Bildschirmarbeit nicht nur von den Mitarbeitern geschätzt.

SERVICELEISTUNGEN

Eine sichere Nutzung kompletter Betriebssysteme wird durch eine Software-Fernwartung gewährleistet. Diese bietet beispielsweise im Notfall schnelle und kompetente Soforthilfe. Allerdings sollte dabei unbedingt beachtet werden, dass die eingesetzte Fernwartungslösung die sehr strengen Sicherheitsbestimmungen erfüllt, die für den Umgang mit medizinischen Daten gelten. So können mit Hilfe der Software-Fernwartung kleinere Fragen zum Programm oft direkt und unmittelbar beantwortet werden. Aber auch bei technischen Problemen ist direkte Unterstützung garantiert: entweder wählt sich ein Techniker direkt in das System ein und überprüft, nachdem er eine Freigabe erhalten hat, die Dateien. Wenn der Fehler sich nicht direkt über die Software-Fernwartung lösen lässt, kann der Techniker das Problem schon vorab analysieren und durch gute Vorbereitung für einen effektiven Einsatz vor Ort sorgen.

NUTZUNG DES INTERNETS

Ein weiteres Thema in Zusammenhang mit den neuen Medien ist eine eigene Praxishomepage, durch die sich der Arzt vom Wettbewerb abheben kann. Als Teil des Praxismanagements kann diese dazu beitragen, neue Patienten zu gewinnen oder bereits vorhandene an die Praxis zu binden, denn auch Ihre Patienten nutzen das Netz in zunehmendem Maße. Die Patienten können sich jederzeit über die Praxis und deren Leistungen informieren und haben die Möglichkeit einen ständigen Bezug herzustellen.

ELEKTRONISCHER DATENAUSTAUSCH

Die Kommunikation zwischen niedergelassenen Ärzten, Krankenhäusern, Krankenversicherungen usw. wird über eine standardisierte Plattform im Gesundheitswesen ermöglicht. Unabhängig von der eingesetzten Software und dem jeweiligen Leistungserbringer lässt die Schnittstelle VCS (VDAP Communication Standard) eine sichere und beweisbare elektronische Kommunikation zu. Im Rahmen des DALE-UV-Projektes wird beispielsweise das Unfallberichtsverfahren zwischen Ärzten und Berufsgenossenschaften vom papiergebundenen Formularverfahren auf das elektronische Datenaustauschverfahren umgestellt.

PLANUNG UND STEUERUNG DURCH NEUE TECHNOLOGIEN

Die oben genannten Punkte sind nur ein kleiner Teil des Möglichen. In vielen Praxen besteht noch erheblicher Handlungsbedarf. Auf dem schwierigen Weg zwischen Kostendämpfung einerseits und den Anforderungen an die Qualität der Patientenversorgung andererseits sollten niedergelassene Ärzte alle Möglichkeiten nutzen, die Ihnen die erstandene Praxis-EDV bietet.

Ein gutes Praxisprogramm stellt die notwendigen Instrumente für die Diagnose, Planung, Steuerung und Umsetzung aller Maßnahmen eines modernen Praxismanagements zur Verfügung. Die Online-Kommunikation im Gesundheitswesen wird zunehmend an Bedeutung gewinnen. Der Einsatz neuester Technologien und die konsequente Nutzung der vorhandenen Mittel leisten bereits heute einen wichtigen Beitrag für die Wirtschaftlichkeit ihrer Praxis sowie hohe Qualität im medizinischen Bereich. Wer völlig auf diese Unterstützung verzichtet, wird es voraussichtlich in Zukunft schwer haben.

Katrin Brussa
Hannover

PRAXISKLINIK FÜR ZAHNÄRZTLICHE FUNKTIONSDIAGNOSTIK

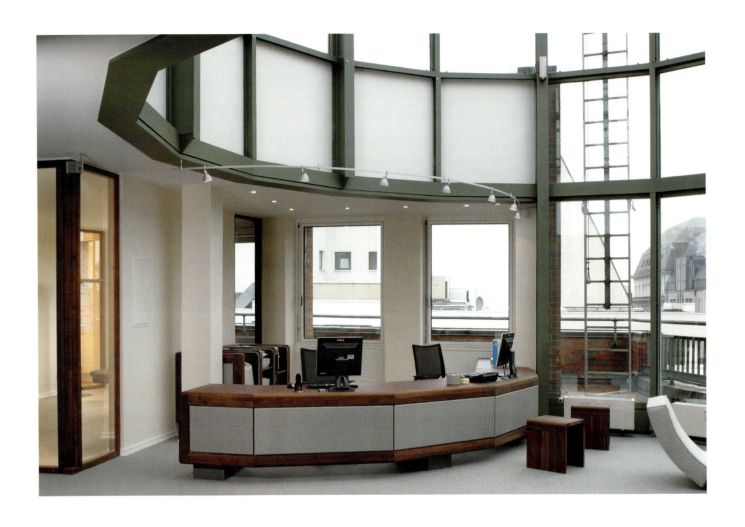

ENTWURF:
atelier centrale, Hamburg
Bettina Hermann und Dirk Danielsen GbR

AUSFÜHRUNG:
holzinform Tischlerei GmbH
Norderstedt

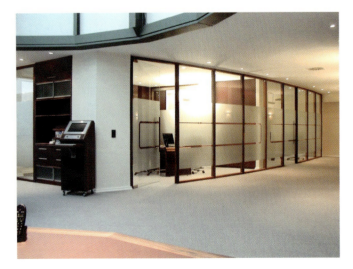
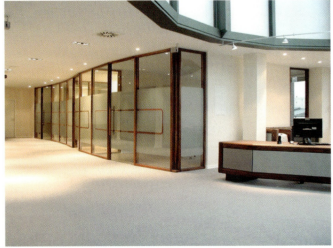

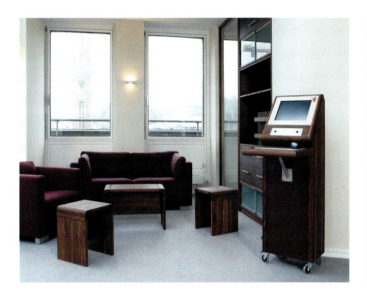
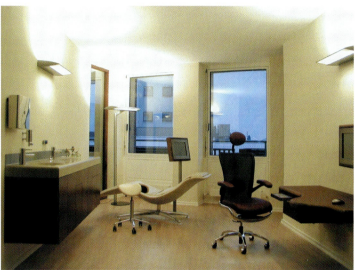

 RAUM:
Profunction - Praxisklinik für zahnärztliche
Funktionsdiagnostik & -therapie

 FOTOARBEITEN:
Andreas Borowski
Hamburg

Nicht nur das Behandlungskonzept sondern auch die Gestaltung sollen zeigen, dass es sich bei diesem Objekt nicht um eine herkömmliche Zahnarztpraxis sondern eine zahnmedizinisch hoch spezialisierte Praxisklinik mit angegliedertem Fortbildungsinstitut handelt.

Deren Spezialisierung auf den Bereich zahnärztliche Funktionsdiagnostik bedeutet die Anwendung völlig anderer Diagnose- und Behandlungsmethoden bei Erkrankungen des Kiefergelenks und der Kaumuskulatur, funktional bedingten Kopf- und Gesichtsschmerzen und anderen Beschwerden. Entsprechend konnten und sollten die raumfunktionellen Anforderungen sehr spezifisch geplant und umgesetzt werden, wobei für die Bauherren sehr vielfältige Aspekte maßgeblich waren.

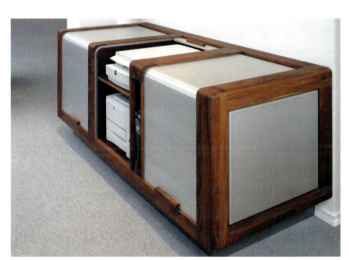

Gestalterisch sollte dies mit einer Zahnarztpraxis verknüpfte Negativimage, sowie das Angstpotential für den Patienten widerlegt werden. Auf die Architektur des Gebäudes Bezug nehmende Formen und Materialien schaffen in den Räumen eine klare und offene Struktur. Zahlreiche Detailplanungen und Sonderanfertigungen ermöglichen die eindeutige Zuordnung der Funktion für jeden Raum. Die Möbel sind in ihrer Funktionalität perfekt.

Holz, Edelstahl und Glas sind die vorherrschenden Materialien, die in allen Räumen wiederkehren und auf verschiedene Weise im Mobiliar kombiniert werden. Ergänzt werden sie durch Sitzmöbel und Oberflächen in einem satten, tiefen Weinrot.

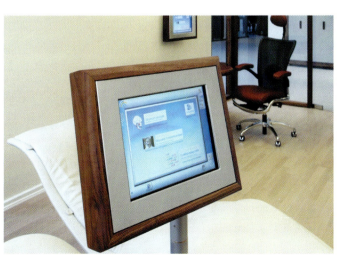

Im Eingangsbereich wird die Verbindung von Architektur und Innenarchitektur durch die polygonale Form des Empfangstresens unter der ebenso geformten Glaskuppel besonders deutlich. Auch die Glastrennwände zu den angrenzenden Räumen nehmen diese Besonderheit auf. Abgerundete Ecken nehmen den Möbeln ihre Strenge. Ein weicher und doch klarer Gesamteindruck entsteht.

Hamburg

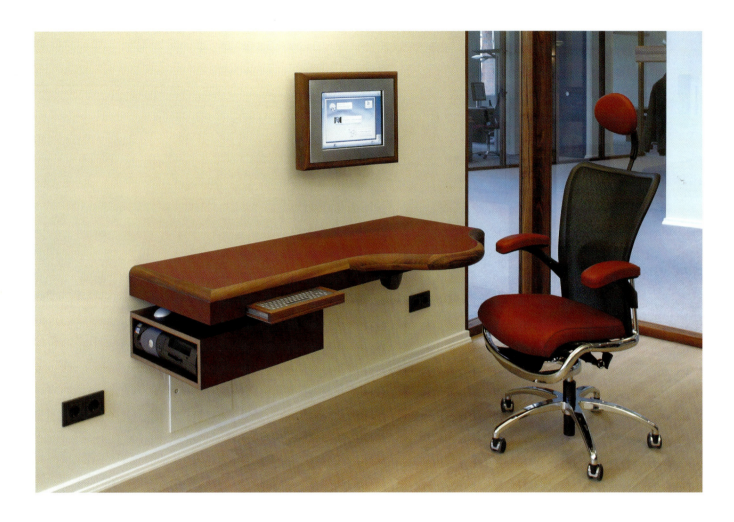

Obwohl sämtliche Verwaltungsabläufe, Falldokumentationen und sonstiger Informationsverkehr ausschließlich digital abgewickelt werden, entsteht für den Patienten nicht der Eindruck, mehr von Computern als von Menschen umgeben zu sein. Das Einbeziehen aller funktionalen Gegenstände, also sogar der Bildschirme, in das Gestaltungskonzept, verschaffen dem Patienten Einblick in den Behandlungsablauf ohne ihn dadurch zu verunsichern.

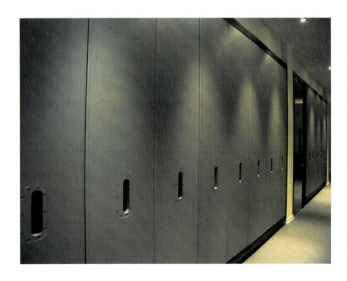

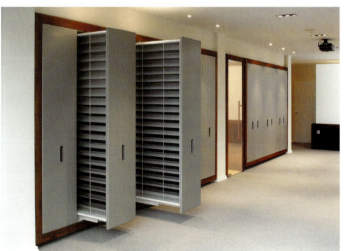

PRAXISKLINIK FÜR ZAHNÄRZTLICHE FUNKTIONSDIAGNOSTIK

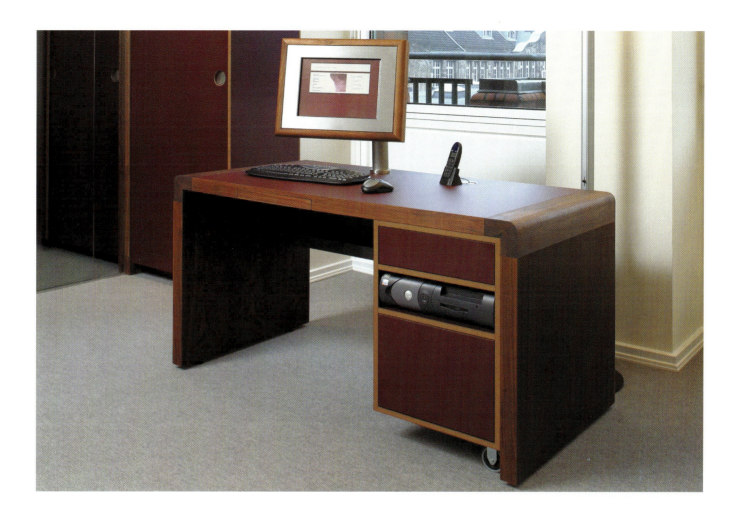

Da die Räumlichkeiten der Praxisklinik so konzipiert wurden, dass sie auch für Fortbildungszwecke geeignet sind, entsteht erst gar nicht die Atmosphäre einer herkömmlichen Praxis. Wer hier an medizinischen und zahnmedizinischen Schulungen oder Präsentationen mit neuester Multimedia-Technik teilnimmt, wird ebenso wie die Patienten das entspannte und freundliche Umfeld zu schätzen wissen.

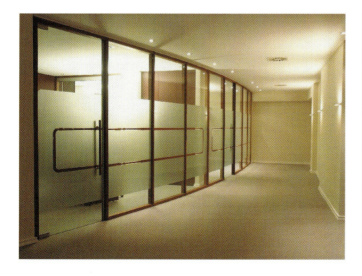
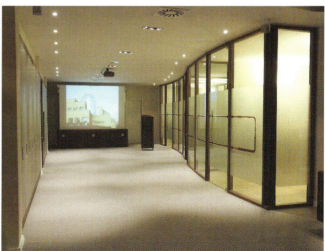

GEBURTENSTATION

BAUHERR:
Krankenhaus Dritter Orden
München

INNENARCHITEKTUR / RAUMBILDENDER AUSBAU:
Schmidhuber + Partner
München

PROJEKTLEITUNG:
Susanne Schmidhuber
Sonja Wright

FOTOARBEITEN:
Simon Katzer
München

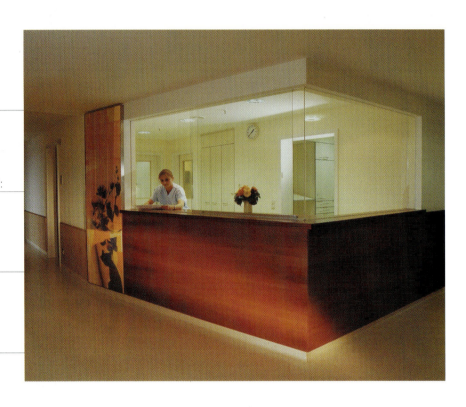
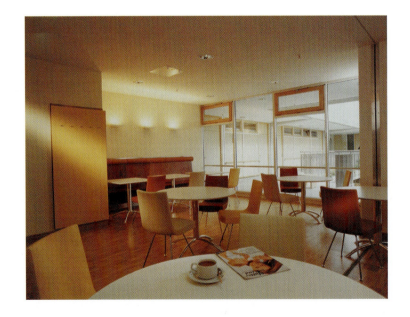
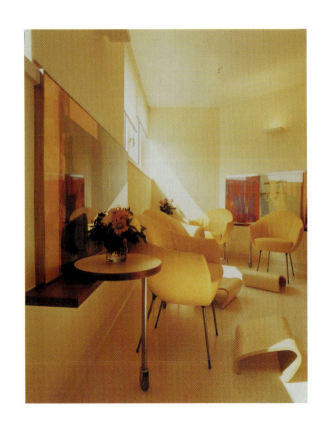

MÜNCHEN

Die Konzeption der neuen Entbindungsstation der Kinderklinik berücksichtigt die individuelle Situation der werdenden Mutter und des neugeborenen Kindes vor, während und nach der Geburt. Die harmonische Umgebung, die Atmosphäre - bestimmt von Material, Farbe, Licht und Formensprache - soll dieses Erlebnis unterstützen, soll der natürlichen Geburt entsprechen.

Die bekannt hohe Qualifikation der Ärzte und Schwestern des Hauses findet ihre Entsprechung im adäquaten Umfeld und in der Gestaltungsqualität der Entbindungsstation. Die Atmosphäre der Räume wird bestimmt durch hochwertige Materialien, die im üblichen Krankenhausbau so noch nicht eingesetzt worden sind und trotzdem die strengen Hygienevorschriften und Beanspruchungsanforderungen erfüllen. Über die zentrale, lichte Erschließungshalle betritt man die vierseitig um diesen Luftraum organisierte Entbindungsstation. Die Pflegestation für die Wöchnerinnen, die Station mit Entbindungszimmer und Kreißsaal, die Säuglingsstation, die internen Funktionsbereiche und die Aufenthaltsräume für Personal und Besucher sind logisch und funktional angeordnet und intern über Flure verbunden. Diese Flure unterscheiden sich deutlich von den gewohnten Krankenhausfluren. Durch den Einsatz von Akzentfarben, holzfarbenen Einbauten und situativ platzierten künstlerischen Arbeiten entsteht eine wohltuende warme, hochwertige und wohnliche Atmosphäre. Die künstlerischen Arbeiten sind großformatige Siebdrucke hinter Glas von Ueli Michel und ziehen sich als Thema durch die gesamte Station. Somit wird die Kunst am Bau zum integralen Bestandteil der Raumgestaltung und trägt zur Schaffung von unverwechselbaren, individuellen Räumen bei. Die helle und warme Gestaltung setzt sich in allen Zimmern fort, die horizontal angeordneten Blumenmotive werden in variierenden Farbtonkombinationen platziert.

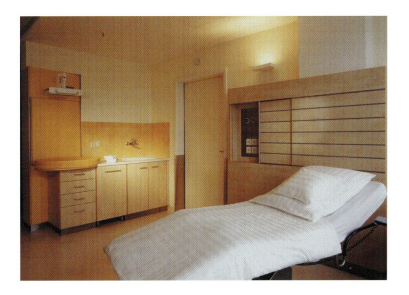

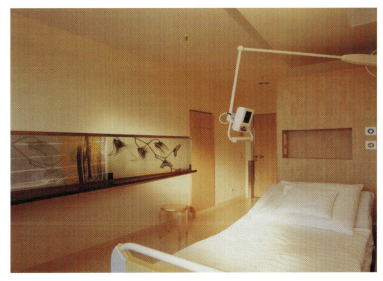

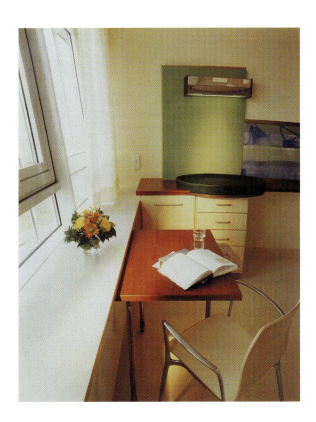

Das bereits erprobte Möblierungskonzept, notwendigen Schrankraum und ein Minimum an Intimität zu ermöglichen, entwickelt sich aus dem Öffnungswinkel der Tür. Sie wird dann zum Trennelement und Sichtschutz. Ebenso tritt die medizintechnische Ausstattung im Pflegebereich optisch kaum in Erscheinung. Die Wickeleinheit in der ovalen Grundform - abgeleitet aus dem "Ei", der "Keimzelle" - bestimmt zusammen mit Farbakzent und Kunstpaneel die Gestaltung der Wöchnerinnenzimmer. Der Entbindungsbereich ist der besondere Ort: Hier wird ein Umfeld mit allen wünschenswerten Einrichtungen für die Art und die Vorbereitung der Geburt geboten. Zur Einrichtung gehört ein großes Entbindungsbett mit allen Verstellmöglichkeiten, eine Sprossenwand und ein Gebärhaltetuch. Die technischen Einrichtungen und Versorgungsleitungen sind unmittelbar zugriffsbereit, jedoch optisch nicht sichtbar hinter verschiebbaren Wandpaneelen eingebaut. Alle Möglichkeiten der natürlichen Geburt werden angeboten: unter anderem die Unterwassergeburt in der Entbindungsbadewanne. Für medizinisch notwendige Eingriffe und Operatonen ist ein Kreißsaal sowie ein Sektio-OP direkt neben den Entbindungszimmern vorhanden. Die angeschlossene Neugeborenenstation besteht aus zwei Räumen für die Säuglinge und einem dazwischenliegenden Überwachungsraum mit großen Sichtfenstern. Die künstlerischen, verspielten Siebdruckmotive sind auch hier gestalterischer Akzent. Eine besonders wohnliche Atmosphäre erwartet die Mütter im Stillzimmer. Bequeme Sessel und Fußablagen sorgen für Entspannung und Wohlbefinden - das Stillen als intime Beziehung von Mutter zu Kind steht im Vordergrund.

ORTHOPÄDIE UND REHABILITATIONSZENTRUM

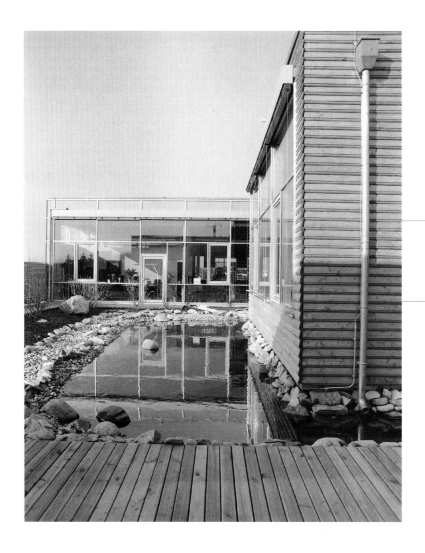

BAUHERR:
Jörg Zimmermann
Cottbus

ARCHITEKTUR / INNENARCHITEKTUR:
blauhaus - architekt Mathias Hennig
Nürnberg

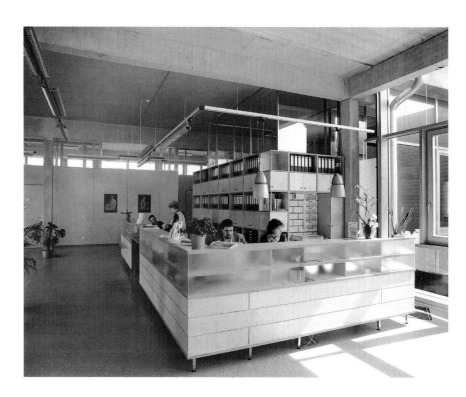

COTTBUS

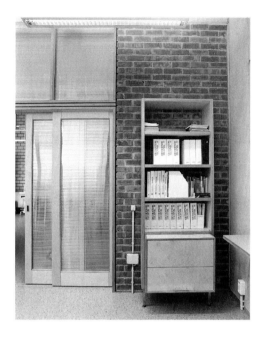
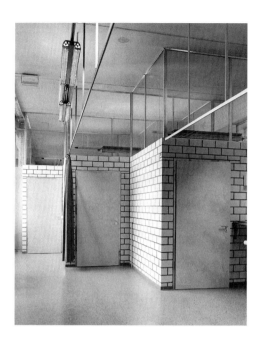

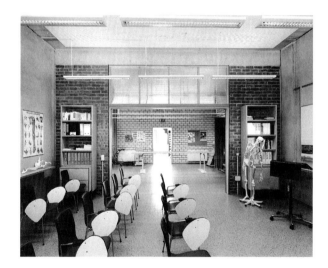

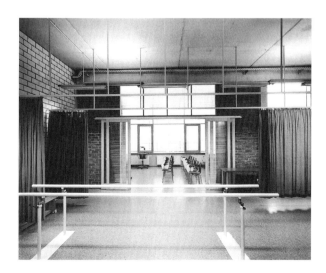

Drei ebenerdige eingeschossige Kuben, ergänzt durch einen aufgesetzten weiteren Baukörper, bilden das Orthopädie- und Rehazentrum in Cottbus. Klar gegliederte Holz- und Glasfassaden spiegeln sich in dem umlaufenden Regenwasserbecken, das von Stegen und Terrassen gerahmt wird, wieder. Die begrünten Dachflächen werden über dieses Becken entwässert und runden das natürliche Konzept der Architektur ab. Umschlossen von den Flügelbauten entsteht ein atriumartiges Zentrum, in das sich wie ein Pavillon der Seminarbereich schiebt.

Die klare Formensprache und der natürliche Einsatz der Materialien setzen sich im Inneren des Gebäudekomplexes fort. Der Kundenbereich mit Empfang, Seminarräumen und Gehschule befindet sich im Erdgeschoss, während Büro, Verwaltung und Werkstatt den oberen Baukörper nutzen. Unverputzte Kalksandstein- und Ziegelwände stehen im Einklang mit dem geradlinigen Holzmobiliar. Oberlichter und Schiebeelemente aus Strukturglas sind mit Profilen und Rahmen aus dem gleichen Holzwerkstoff eingefasst und wirken so als Teil der Gestaltung. Fugen und Anschlüsse werden nicht verborgen sondern sind ebenfalls Teil des Gesamtkonzeptes. Wände, Türen und Heizkörper stehen als gleichwertige Bauteile nebeneinander und bestimmen auf unterschiedliche Weise den Raumeindruck. Die Gebäudekonstruktion verbirgt sich dem Kunden und Patienten nicht, sondern weist ihn auf die Grundlagen der Architektur hin.

Veränderbar durch Schiebetüren und Vorhänge passen sich die offenen Räume der jeweiligen Nutzung an. Die verschiedenen Funktionen des Gebäudes gehen wie seine einzelnen Bauteile ineinander über, ergänzen und verbinden sich und verschmelzen schließlich zu einer zusammengehörigen Einheit.

ZAHNARZTPRAXIS

In dem auf diesen Seiten vorgestellten Projekt, zieht sich das Quadrat als gestaltbildendes Element wie ein roter Faden durch die Praxis. Das japanische Schriftzeichen für " Mensch " ist als wiederkehrendes Detail in die teils hinterleuchteten Glasflächen eingearbeitet und zeigt, wer hier im Mittelpunkt der Aufmerksamkeit steht. Individuelle Sonderanfertigungen, wie die Garderobe aus Bambus sowie die digitalen Außenraumdarstellungen, akzentuieren den insgesamt ruhigen Innenraum. Die Atmosphäre wurde bewusst so gestaltet, dass Ängste abgebaut und Lebensfreude geweckt wird.

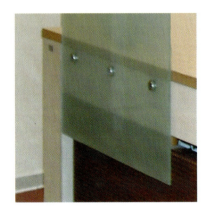
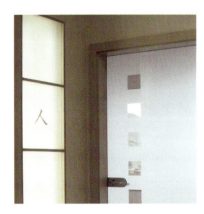
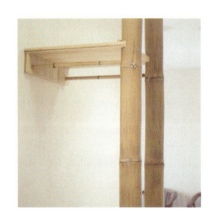

BAUHERR:
Dr. Falkenberger
Bottrop

ENTWURF / PLANUNG:
MachArt
Bottrop

INNENAUSBAU:
MachArt
Bottrop

LICHTPLANUNG:
Organista
Bottrop

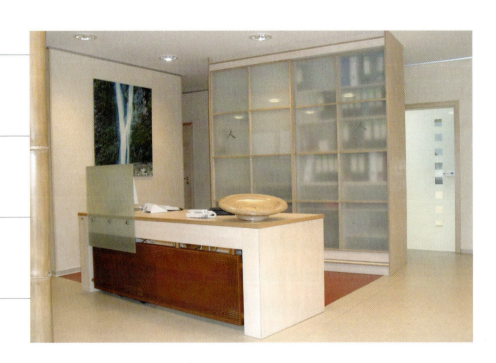

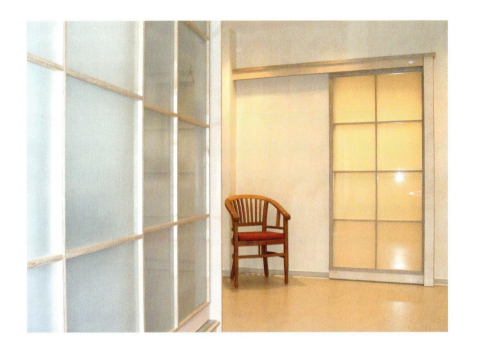

Das vermeintlich unangenehme Gefühl vor dem Zahnarztbesuch hat in der nach ganzheitlichen Prinzipien gestalteten und individuell entworfenen Praxis von Dr. Falkenberger in Bottrop keine Chance. Der Einsatz natürlicher Materialien im Dialog mit Glas und Lichtakzenten sorgt bereits im Empfangs- und Wartebereich für eine angenehme und einladende Atmosphäre. Das rückseitig, freistehende Schrankelement fasst im Zusammenspiel mit der farblich warm kontrastierenden Linoleumfußbodenintarsie den Aufnahmebereich und bildet gleichzeitig den dahinterliegenden Gang zu Büro, Küche und den Sozialräumen aus. Mit Sensibilität implantiert, formt dieser offene Bereich eine intarke Raumzelle, die keinerlei Anlehnung an eine Wand benötigt. Auch die formale Gestalt der Wartezone lehnt sich an die aufgeschlossene Entwurfscharakteristik an. Lediglich durch zwei halbhohe Regale und die Platzierung der Stühle aus dunklem Holz, wird diese Fläche als Ort beschrieben.

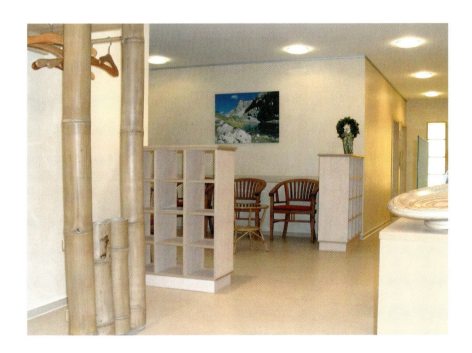

Der konisch zulaufende, kompakte Kubus im rückwärtigen Bereich, beherbergt Dusche, Massagetherapie sowie den Röntgenraum und stellt als geschlossene Einheit das Gleichgewicht zwischen raumgreifenden und raumverdrängenden Einbauten her. Von den Freizonen um den Kubus herum werden die Behandlungsräume erschlossen. Durch den Einsatz satinierter Glastüren flutet Tageslicht in das Praxisinnere, während der Patient vor unerwünschten Einblicken während der Behandlung geschützt bleibt. Der Einsatz direkter und indirekter Beleuchtung, sowie von Kunst- und Tageslicht stellt insgesamt eine harmonische Lichtstimmung her. Die helle und freundliche Sprache der gelb abgetönten Wände, sowie der Einsatz von satiniertem Glas und hellem Ahorn erzeugt eine leichte, transparente Materialsprache. Ausgewählte Objekte und Fotografien, die den fiktiven Außenraum in das Innere der Praxis transportieren setzen vor diesem Hintergrund besondere Akzente.

PRAXIS FÜR PSYCHOTHERAPIE UND PSYCHIATRIE

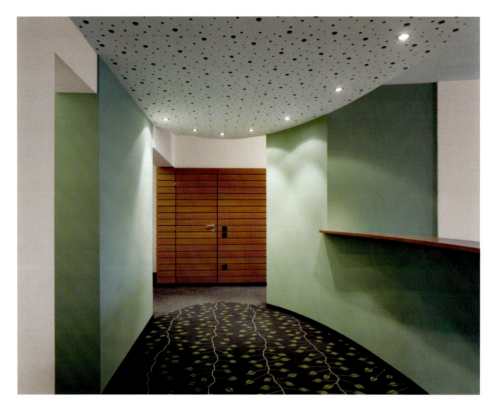
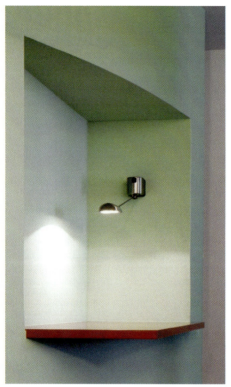

PLANUNG:
Lepel + Lepel, Köln
Dipl. Ing. Monika Lepel, BDIA + Dipl. Ing. Christiane Feger

BAUHERR:
Dr. med. Klaus Schubert
Köln

FOTOARBEITEN:
Lukas Roth
Köln

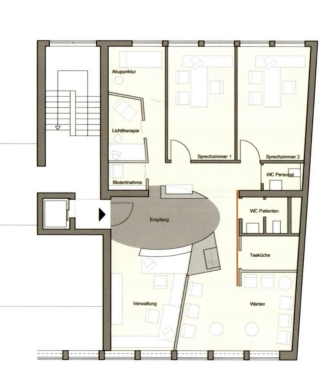

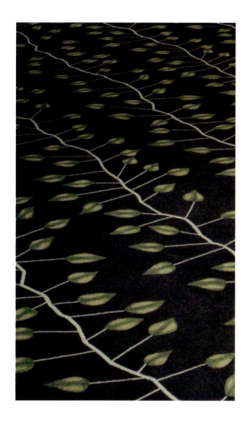
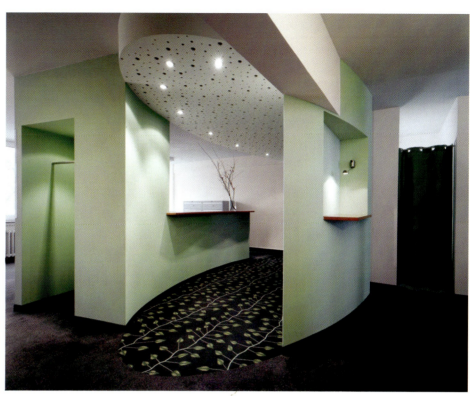

Nur wenig Zeit blieb den Planerinnen Monika Lepel und Christiane Feger vom ersten Entwurfsstrich bis zur vollendeten Ausführung. Innerhalb von 3 Monaten entstand im Zentrum Kölns in einem Büro- und Praxisgebäude diese Psychologische Praxis unter Berücksichtigung vieler konstruktiver und medizinischer Notwendigkeiten.

Schnörkellos und nicht einschläfernd waren die Kriterien um eine ruhige Stimmung zu erzeugen, die gleichwohl heiter und erfrischend wirken sollte. Hinzu kamen eine möglichst ausgeglichene Atmosphäre nicht nur im Sinne des Patienten, sondern auch des Personals und den täglichen Anforderungen mit diesem sensiblen Praxisschwerpunkt. Die entsprechende Umsetzung ergab sich im Einklang mit einer möglichen Art der Patientenbehandlung: Gemäß den Erkenntnissen aus der Farbtherapie wurde ein zarter Komplementärkontrast mit den Farben Rosa und Hellgrün ausgewählt. Entspannung, aber auch lebhaftes Willkommensein, stellt sich bei der Auswahl natürlicher Rankenornamente im Bodenbelag und einem allgemein gedämpften Raumklang durch Teppichboden und Akustikputz an den Decken ein.

Die Ausbildung des Empfangstresens wurde bewusst konkav gestaltet, so dass sich der Patient im Mittelpunkt des ihn umgebenden Raumes sieht. Der Verzicht auf konventionelle Türen, außer den Türen zu den Ärztezimmern und WC-Anlagen, sollte mit unterschiedlichen Durchgangsbreiten einen Aufforderungscharakter sowohl für Patient als auch die Mitarbeiter erzielen. Je offener der Durchgang, desto öffentlicher der Raum und je enger der "Durchschlupf", desto privater die Nutzung. Die horizontal verlaufende Holzpaneelwand aus amerikanischer Kirsche bietet eine zusätzliche Orientierungshilfe für den Patienten im Flurbereich, die Wartezone und Behandlungsräume miteinander verbindet. Dem Wunsch der Ärzte, einen Steharbeitsplatz als Kommunikationsmittelpunkt in der Arztpraxis für kurze Gespräche oder die Übergabe von Unterlagen zu integrieren, wurde separat im Flur in unmittelbarer Nähe zum Empfang Rechnung getragen.

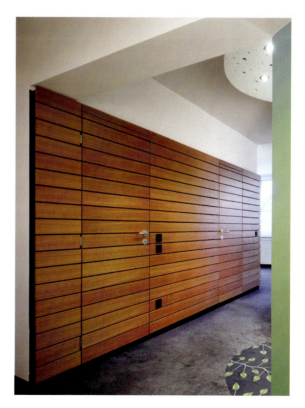

PRAXIS FÜR KRANKENGYMNASTIK

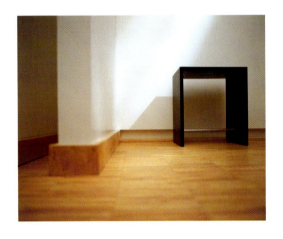

ENTWURF / PLANUNG:
Christof Lungwitz & Katja Bialy
Düsseldorf

LICHTPLANUNG:
Ralf Schoorfs
Duisburg

RAUMAUSSTATTUNG:
Melanie Watermann
Mönchengladbach

FOTOARBEITEN:
André Becker
Oerlinghausen

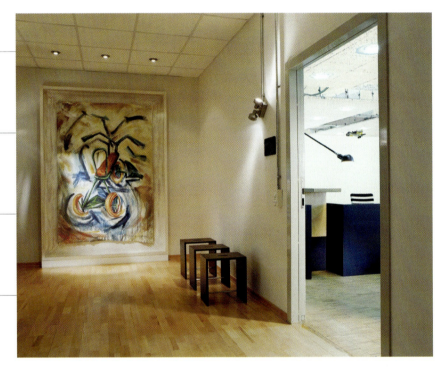

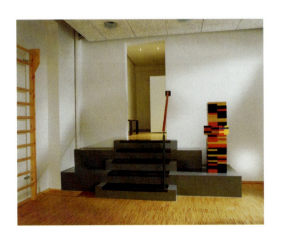

LEICHLINGEN

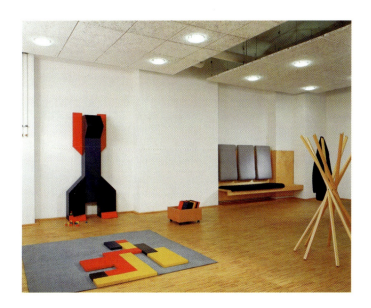

Die Grundvoraussetzungen zur Einrichtung einer Praxis für Krankengymnastik mit dem Schwerpunkt Pädiatrie und Yoga wurden in diesem Projekt in einem zur Umnutzung freigegebenen Fabrikgebäude nahe Düsseldorf gefunden. Die 155 qm große Grundfläche bietet genügend Raum und damit auch ausreichend Bewegungsfreiheit für die vorrangig "kleinen Patienten". So wurde in der Planung im vorderen Bereich Empfang und Wartezone zu einer Einheit mit dem großen Bewegungsraum gestaltet. Großzügigkeit und Offenheit des Grundrisses blieben damit erhalten und der Einfluss natürlichen Tageslichts reicht bis in die Eingangszone hinein. Das Gebäude bietet durch seine vorherige räumliche Struktur eine notwendige behindertengerechte Nutzbarkeit durch einen Aufzug und ausreichend breite Türdurchgänge. Im hinteren "privateren" Bereich der Praxis entstanden eine kleine Teeküche, WC-Anlagen und ein Büro mit Aufenthaltsbereich. Dieser Teil liegt auf einem höheren Bodenniveau und wird über eine kleine Treppe erschlossen, die gleichzeitig als Sitzgelegenheit für die Kinder, aber auch zu Therapiezwecken für bewegungseingeschränkte Patienten genutzt werden kann.

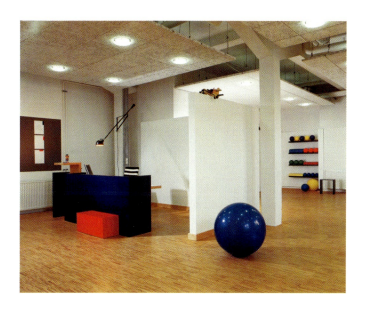

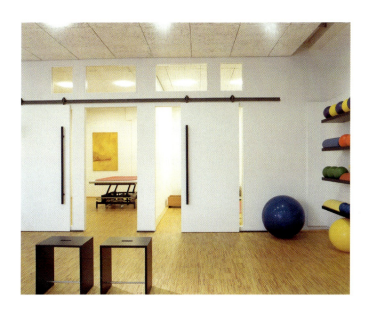

Um den ursprünglichen räumlichen Charakter zu erhalten, achtete man darauf, gewisse "Eigentümlichkeiten" wie sichtbare Rohre und Leitungen, sowie Wandnischen und Versprünge in die Gestaltung mit einzubeziehen, anstatt zu verstecken. Eine Akustikdecke gibt durch die auf Abstand gehaltene Konstruktion gerade noch genügend Blick frei auf Rohrleitungen und Kabel. Doch die Räumlichkeiten zeichnen sich besonders durch eine reduzierte Formen- und Farbensprache aus. Es dominieren die Primärfarben Rot und Blau, die in Kombination mit dem Birkenholz des Bodens und dem Weiß der Wände eine freundliche Gesamtatmosphäre schaffen, in der sich alle Patienten wohl fühlen. Außerdem wurde auf kindgerechte Proportionen in Konstruktion und Mobiliar geachtet. Die Empfangstheke erhielt ein zusätzliches Podest für den kleinen Gast und die handgefertigten Individualmöbel wie der "Indianerschrank" verleiten zu Spiel und Spaß. Die räumliche Offenheit zieht sich bis zu den eigentlich geschlossenen kleineren Behandlungsräumen, welche nicht hermetisch vom Hauptraum getrennt wurden, sondern einen Bezug durch schlanke Fensterbänder neben den Schiebeelementen erhalten.

PUR...HAUTSTUDIO

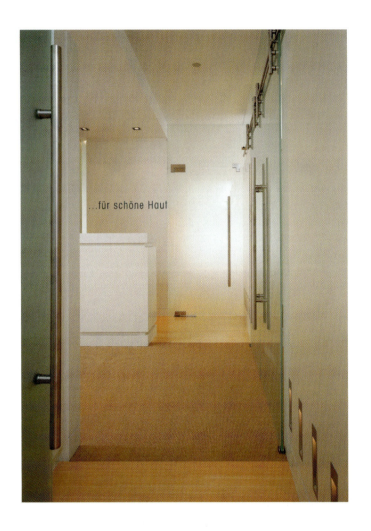

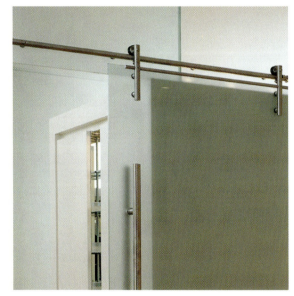

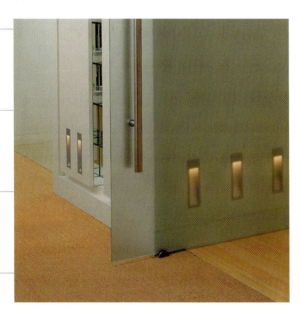

PLANUNG / BAULEITUNG:
KEGGENHOFF I PARTNER
Arnsberg - Neheim

LICHTPLANUNG:
KEGGENHOFF I PARTNER, Arnsberg - Neheim
Kolibri, Sundern

MÖBELENTWURF / GESTALTUNG:
KEGGENHOFF I PARTNER,
Arnsberg - Neheim

FOTOARBEITEN:
Friedhelm Krischer
Duisburg

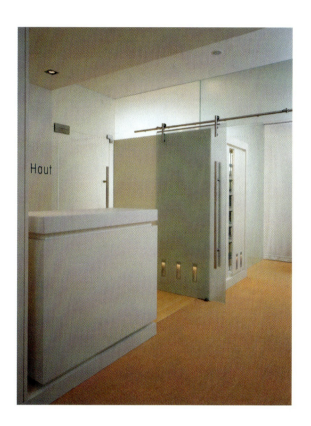
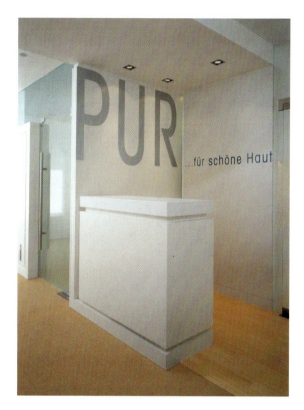

PUR...für schöne Haut

Eine zurückhaltende, transparente Leichtigkeit galt es seitens des Auftraggebers räumlich umzusetzen. Ein natürliches, zeitloses Ambiente war das Ziel, wobei die natürlichen Wirkstoffe der eingesetzten Kosmetika inhaltlich Berücksichtigung finden sollten. Besonderer Wert wurde auf die Inszenierung und Wandelbarkeit der Räumlichkeiten in Bezug auf die Lichtstimmung gelegt. Der Kunde erfährt den Raum als eine sich auflösende Materie.

Die Kombination verschiedener Oberflächen und Strukturen wurde hier innenarchitektonisch thematisiert. Nicht nur räumlich bildet der "Boulevard der Eitelkeiten", dessen Oberflächen grob und rau gekennzeichnet sind, den Mittelpunkt in der Praxis. Um diesen gruppieren sich die angrenzenden Behandlungs- und Funktionsräume, die in ihrer Haptik fein und glatt ausgearbeitet wurden. Die gezielte Trennung der Bodenmaterialien wird durch ein in den Boden bündig eingelassenes Aluminium-Profil als "Achtungsabstand" betont. Dieses Profil dient gleichzeitig der Glasaufnahme in Bezug auf die Raumtrennung und setzt sich somit an der Wand als auch an der Decke fort.

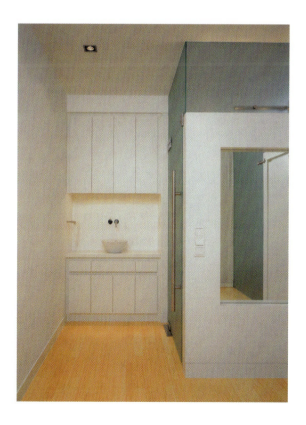

ZAHNARZTPRAXIS

BAUHERR:
Ioannis Zonios
Hannover

ENTWURF / AUSFÜHRUNG:
Marion Kosiek, Dipl. Ing. Innenarchitektur
Hannover

FOTOARBEITEN:
André Becker
Oerlinghausen

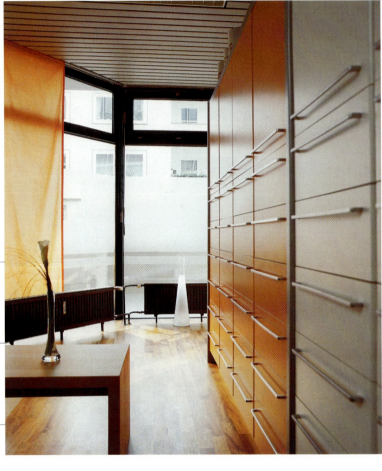

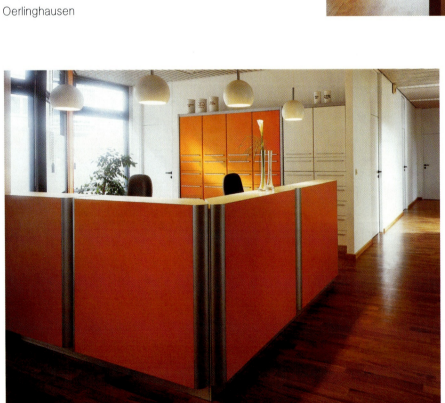

Neugierig?!
Dieses Gefühl soll sich auch bei Patienten einstellen, wenn Sie die Glasfront der ebenerdig gelegenen Praxis passieren. Als Blickfang in der Fassade des Bürogebäudes dienen horizontale Streifen aus mattierter, transluzenter Folie. Sie gewähren den Einblick in die Praxisräume ohne die Privatsphäre der Patienten der Öffentlichkeit Preis zu geben. Diese offene Fassadengestaltung soll Hemmungen des Patienten abbauen und ein Gefühl des Willkommenseins erzeugen.

HANNOVER

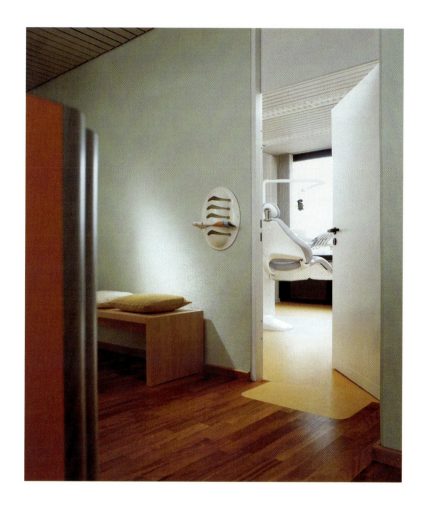

Die Innenräume der 1977 gegründeten Praxis wurden im Trend des Retrolooks modernisiert, mit dem Ziel, junge Menschen als Patienten zu gewinnen. Um den Wiedererkennungswert für Stammpatienten zu erhalten, wurde auf eine Neugestaltung der Anmeldung verzichtet, die Farben wurden lediglich aufgefrischt. Das Orange der Anmeldung steht im Zentrum der farbigen Gestaltung. Sie findet sich durchgängig auf dem Praxisschild, im Logo, im Fußboden und in den Flächenvorhängen der Glasfront wieder.

Als Gegenpol ist der längliche Flur in einem kühlen Grün und Weiss gehalten. Das Grün steht für die Patientenseite und markiert Behandlungsräume, WC, Röntgenraum sowie Wartezone. Büro, Labor und Sozialraum sind nicht für den Publikumsverkehr gedacht und befinden sich auf der weißen Seite. Es ergibt sich eine farbige Gesamtstruktur, die dem Patienten das Zurechtfinden erleichtern soll.

Besonderes Augenmerk wurde auf die Fußbodengestaltung gelegt. Das Kambala-Parkett erzeugt mit dem Grün der Wände und dem Orange der Anmeldung ein angenehmes Raumklima. Das Linoleum aus den Behandlungsräumen setzt sich als Intarsie im Parkett des Flures fort und dient den Patienten als Wegweiser zur Behandlung. Die Behandlungseinheiten wirken minimalistisch und laden, mit einem sich der Körperform anpassenden Tempurpolster, zum Wohlfühlen ein. Dieses Wohlgefühl wird schon im Wartezimmer erzeugt, das in seiner Gestaltung eher an eine Chill-out-Zone zeitgemäßer Clubs erinnert, als an traditionelle Wartezimmer.

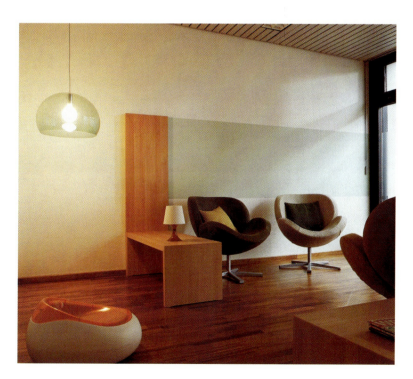

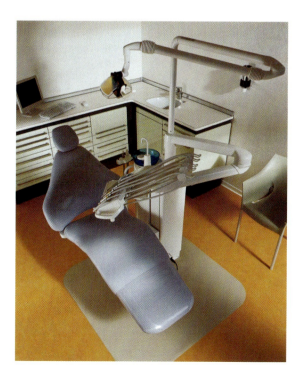

KOSTENMANAGEMENT IN ARZTPRAXEN

Die Anforderungen an den niedergelassenen Arzt sind gestiegen und werden weiter steigen; das lässt sich nicht zuletzt an den Diskussionsthemen aus der Fachpresse ablesen. Um nur einige zu nennen: (eingefrorene) Budgets, zunehmender Konkurrenzdruck, Qualitätsnormen, Disease-Management-Programme oder einem drohenden TÜV für Ärzte.

Als Arzt hat man nicht nur den hippokratischen Eid abgelegt und sich verpflichtet seinen Beruf gewissenhaft auszuüben, Kranke zu heilen und deren Schmerzen zu lindern, sondern der niedergelassene Arzt ist auch Unternehmer, der eine Praxis führt.

UNTERNEHMERISCHE VERANTWORTUNG

Daraus leiten sich Aufgaben ab, denen sich der Arzt stellen muss. Wenn die Entscheidungsspielräume enger werden, muss man das eigene Unternehmen aktiv planen, führen und darf sich nicht ausschließlich auf die medizinische Leistung konzentrieren. Der Arzt muss sich mit Themen wie Praxismarketing, der Organisation der Arbeitsabläufe, der Qualitätsstandards und der Führung des Personals auseinander setzen.

Der Arzt als Unternehmer setzt sich Ziele und entwickelt Strategien, um diese zu erreichen. Aus betriebswirtschaftlicher Sicht sind die wichtigsten Ziele: Umsatzsteigerung und Kostenminimierung. Daneben dürfen aber auch andere Ziele wie z.B. Patienten- und Mitarbeiterzufriedenheit nicht vergessen werden. Ein Unternehmer richtet alle Aktivitäten auf die Erreichung dieser Ziele aus und sollte laufend kontrollieren, ob er ihnen näher gekommen ist oder nicht. Bei Abweichungen ist aufs Neue zu analysieren und sind Gegenmaßnahmen einzuleiten.

ZIELSETZUNG UND STRATEGIE

Doch wie sieht die Situation in vielen Fällen aus? Der Steuerberater schickt die betriebswirtschaftliche Auswertung (BWA) am Ende des Quartals. Das vorläufige Betriebsergebnis wird zur Kenntnis genommen und die BWA zu den anderen geheftet.

Der Arzt sollte versuchen, sich folgende oder ähnliche Fragen zu beantworten:

BETRIEBSWIRTSCHAFTLICHE KENNTNISSE

> Kenne ich die einzelnen Größen meiner BWA (Kassenumsatz, Privatliquidation, Personal- und Raumkosten etc)?
>
> Wie würde sich die Erhöhung der Personalkosten durch einen neuen Tarifvertrag auf das Betriebsergebnis auswerten?
>
> Reicht der Gewinn aus für meine privaten Ausgaben, wie z. B. Lebenshaltungskosten, Vorsorge und Steuer?
>
> Wie würde sich die Anschaffung eines neuen (Ultraschall-)Gerätes auf das Betriebsergebnis auswirken.

HILFSMITTEL DER PLANUNG

Dazu ist eine Planrechnung zu erstellen. Möchte der Arzt z. B. das genannte Ultraschallgerät anschaffen, dann gibt die Planrechnung dem Arzt und der Bank Aufschluss, ob sich die Praxis diese Investition leisten kann. Diese Planungen bilden auch die Grundlage für Kreditentscheidungen der Banken. Sie prüfen die Kreditanträge sorgfältig und überwachen ihre Engagements permanent.- Je plausibler und transparenter ein Investitionsvorhaben durch Planrechnungen wird, desto einfacher ist die Risikoeinschätzung. Und je geringer das Ausfallrisiko des Engagements, desto günstiger wird die Kondition.

FINANZIERUNGSBEISPIEL

Investition: 4D-Ultraschallgerät für eine gynäkologische Praxis, 80 000 Euro (inkl. MwSt.), betriebsgewöhnliche Nutzungsdauer (BGN) 5 Jahre.
Rahmenbedingungen: Kreditfinanzierung, endfällig zu 5 Prozent Zinsen. Die Tilgung erfolgt über einen Kapitalbaustein.
Analyse: Liquiditätsergebnis vor und nach Investition

Liqiditätsergebnis	Vor Investition	Nach Investition
Umsatzerlöse	194 000 Euro	209 000 Euro
- Kosten (inkl. Abschreibungen)	112 000 Euro	132 000 Euro
- Gewinn v. Steuern	82 000 Euro	77 000 Euro
- Einkommen- u. Ertragssteuer	24 000 Euro	20 000 Euro
- Abschreibungen	0 Euro	16 000 Euro
- Privat (inkl. Tilgung)	55 000 Euro	70 000 Euro
= Liquidität nach Steuern	3 000 Euro	3 000 Euro

In diesem Beispiel hat der Arzt einen Mehrumsatz von Steuern von 15 000 Euro p.a. generiert. Die betrieblichen Kosten nach Investition sind pro Jahr um die Abschreibungen i.H.v. 16 000 Euro und die Zinsen i.H.v. ca. 4 000 Euro für das Darlehen höher, als vor der Investition. Höhere Betriebsausgaben vermindern den Gewinn, dadurch vermindert sich auch die Steuerzahlung. Die Privatausgaben erhöhen sich, weil die Tilgung für das Darlehen privat angespart wird.

BASIS DER PLANRECHNUNG

Wie erstellt man eine Planrechnung? Ziel ist es, die Zahlungsströme detailliert zu erfassen. Im ersten Schritt bildet man den Status quo ab. Dazu benötigt man Daten aus der BWA und Gewinnermittlungen der letzten drei Jahre, den Summen- und Saldenlisten und den Honorarbescheiden. Aus diesen Unterlagen sind Umsätze (Kassenumsatz und Privatliquidation) und Kosten (Personal- und Raumkosten, betriebliche Steuern, Versicherungen / Beiträge, Fremdlabor, Abschreibungen, Reparaturen / Instandhaltung, sonstige Kosten und Zinsaufwendungen) zu erfassen, um das Betriebsergebnis zu ermitteln.

KOSTENMANAGEMENT IN ARZTPRAXEN

ANSÄTZE ZUR KOSTEN-MINIMIERUNG

Jede einzelne Kosten-Größe der Planrechnung ist zu hinterfragen. Sind die Ausgaben in ihrer Höhe gerechtfertigt? Gab es Sondereinflüsse, die einen Kostenblock in die Höhe getrieben haben?

Dazu ist es hilfreich sich mit Praxen in derselben Umsatzklasse zu vergleichen. Für eine erste Analyse kann man auf die Statistiken der Kassenärztlichen Bundesvereinigung und der Bundesärztekammer zurückgreifen. Für detailliertere Zahlen, inklusive einer Kostenstrukturanalyse, muss man auf Zahlen privater Anbieter (Steuerberatungsgesellschaften oder Finanzdienstleistungsunternehmen) zurückgreifen. Auf diese Weise kann man Kostensenkungspotential aufspüren.

Wie lassen sich Kosten senken? Um nur ein Beispiel zu nennen, betrachten wir die Investition für oben genannte gynäkologische Praxis. Das 4D-Ultraschallgerät kostet 80 000 Euro. Die gleiche Praxis benötigt wahrscheinlich auch Verbrauchsmaterial für 12 000 -15 000 Euro im Jahr. Durch die Anschaffung über einen Makler, der Markttransparenz besitzt und mit diversen Herstellern Rabattvereinbarungen hat, besteht die Möglichkeit die Kosten zu minimieren.

Den starken Effekt einer Kostereduktion zeigt folgendes Beispiel einer durchschnittlichen vertragsärztlichen internistischen Praxis (auf Basis der Zahlen der Kassenärztlichen Bundesvereinigung aus dem Jahr 2001, umgerechnet in Euro):

Der durchschnittliche Gewinn lag bei einem Umsatz von etwa 236 000 Euro und einer Kostenquote von 58,9 Prozent bei etwa 97 000 Euro. Eine Top-Praxis hat bei gleichem Umsatz eine Kostenquote von etwa 50 Prozent. Damit läge bei dieser Praxis der Gewinn vor Steuern um etwa 20 000 Euro p. a. höher. Nach Steuern beträgt der Gewinn zur Zeit noch mindestens 10 000 Euro. Würde man diese 10 000 Euro jährlich über 12 Jahre in eine steuerfreie Anlage einzahlen, die über den gesamten Zeitraum mit nur 3,25 Prozent p.a. verzinst würde, erhielte man rund 144 000 Euro.

UNTERNEHMERISCHE ENTSCHEIDUNGS-SPIELRÄUME

Unternehmerisches Denken wird doppelt belohnt, denn die Praxis erzielt durch die Kostensenkung einen höheren Gewinn und der Arzt erhält Entscheidungsalternativen. Er kann z. B. diesen Mehrertrag für zukünftige betriebliche Investitionen nutzen oder er hat die Möglichkeit, durch die Kostensenkung den Umsatz zu reduzieren, um mehr Freizeit zu haben oder jedem Patienten mehr Zeit zu widmen.

Doch wie weit kann der Arzt mit dem Umsatz runter, dass der verbleibende Gewinn gerade noch die betrieblichen und privaten Kosten inklusive Steuern deckt? Eine Antwort gibt die Mindestumsatzplanung. Teilt man diesen Mindestumsatz durch den Fallwert der eigenen Kassenärztlichen Vereinigung, dann erhält man die Anzahl der Behandlungen, die man benötigt, um diesen Umsatz zu erzielen. Dadurch hat man die eigene Arbeitsleistung in Zeiteinheiten ausgedrückt und sich somit einen Entscheidungsspielraum eingeräumt.

Ein Arzt kann mit etwas Zeitaufwand und einigen Kenntnissen in Betriebswirtschaftslehre eine einfache Planrechnung erstellen. Dabei sollte er ein Leitbild entwickeln, seine Ziele für die Praxis zu definieren, Strategien entwickeln und vor allem aktiv werden. Er sollte nicht nur die Vergangenheit abbilden, sondern auch versuchen, die Zukunft in Zahlen vorwegzunehmen. Dabei darf das Private nicht vernachlässigt werden, denn mit den Einnahmen aus der Praxis deckt er seine Lebenshaltungskosten, sichert seine persönlichen Risiken ab und sorgt für das Alter vor.

PROFESSIONELLE BERATUNG UND UNTERSTÜTZUNG

Hat der Arzt nicht die Zeit, eine Planrechnung zu erstellen oder sieht er sich bei der Bewältigung dieser Aufgabe überfordert, dann sollte er professionellen Rat einholen. Dabei ist darauf zu achten, dass der Berater mindestens die Fähigkeit besitzt, eine derartige Planrechnung zu erstellen. Er sollte weiter den speziellen Beratungsbedarf von Ärzten kennen, steuerliche Zusammenhänge erkennen und betriebliche sowie persönliche Risiken absichern können. Auch muss er die gesamte Lebensplanung, Privates und Geschäftliches, in seine Beratung mit einbeziehen. Die Wünsche des Arztes sind aufzunehmen, dessen Ziele zu erfragen und zu berücksichtigen. Der Berater muss die Meinung des Arztes ernst nehmen, auf dessen Fragen eingehen, Anregungen annehmen und das Für und Wider einer Maßnahme ausführlich besprechen. Eine elektronische Unterstützung ist dabei wünschenswert.

Kai Bernhard
Heiko Körper
Heidelberg

MEDIAPARK KLINIK

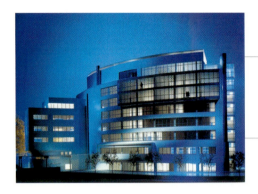

BAUHERR / BETREIBER:
MediaPark Klinik Betriebs GmbH
Köln

OBJEKTEINRICHTUNG:
Hagenauer GmbH, Immenstadt
Niederlassung Köln

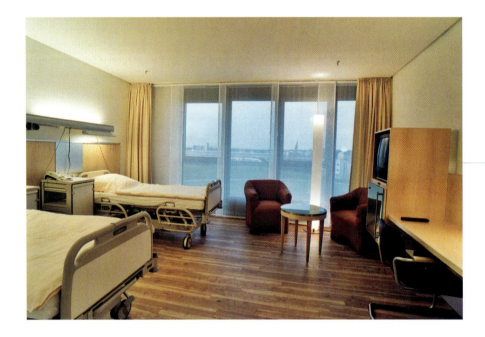

Die Firma Hagenauer Objekteinrichtungen GmbH hat folgende Bereiche realisiert:

- Suiten
- Schwesternstützpunkte
- Aufenthaltsräume
- Zivile Einrichtung OP-Geschoss
- Lose Möbel
- Fensterdekoration
- Sonderleuchten

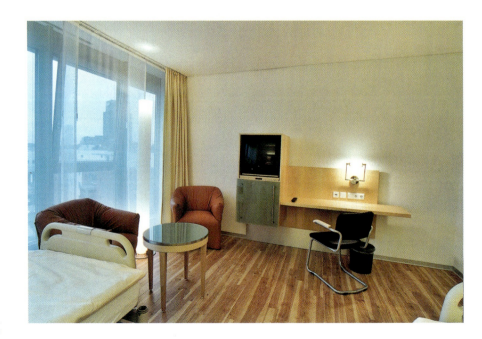

KÖLN

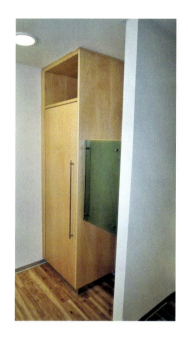

Eine Klinik mit Hotelcharakter, das war Ziel der Planung der 2001 fertiggestellten MediaPark Klinik in Köln. Der Neubau umfasst die Bereiche Empfang, Bistro, Verwaltung, OP-Räume, Arztpraxen und Patientenzimmer.

In zwei Suitengeschossen sind die Patienten untergebracht und werden dadurch nicht ständig mit dem Krankenhausalltag konfrontiert. Außerdem wird durch diese Organisation eine einfache Orientierung und somit ein Gefühl von Sicherheit gewährleistet.

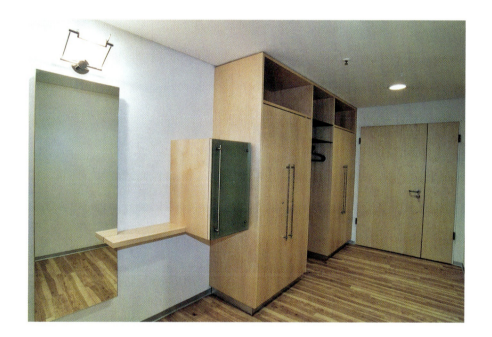

Die klare, übersichtliche Gestaltung der Einrichtung in den Patienten-Suiten erleichtert deren Benutzung.
Naturfarbene Vorhänge filtern das einfallende Tageslicht, während abends verschiedene Lichtstimmungen erzeugt werden können. Natürliche Farbgebung und Materialien vermeiden jegliche Assoziation an unpersönliche Krankenhausarchitektur.
Möbel mit hellen Holztönen und bequeme Ledersessel in warmen Rottönen sorgen für eine positive Stimmung und Behaglichkeit, in einem Haus mit medizinischer und technischer Ausstattung auf höchstem Niveau.
Die schlicht gehaltenen Möbel zeigen Sorgfalt im Detail. Transparente, grün getönte Glastüren und elegante Edelstahlgriffe sorgen für eine optische Auflockerung. Ansonsten bestimmen die warmen Holztöne der Möbel und des Parkettfußbodens die Atmosphäre der Suiten.
Die übersichtliche Gestaltung und der ausreichende Bewegungsfreiraum erleichtern dem Patienten die Nutzung der Räume. Er soll diese nicht "belegen", sondern bewohnen.

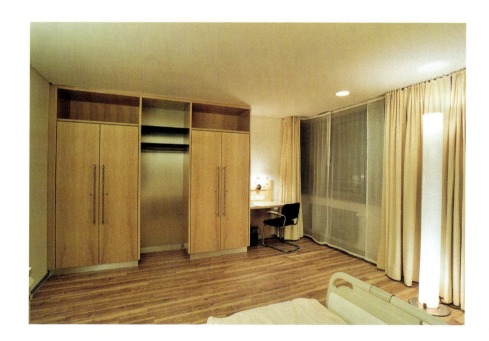

CHIRURGISCHE PRAXIS FÜR ORTHOPÄDIE

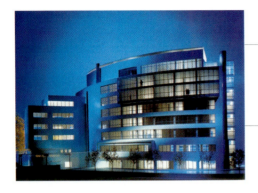

PRAXISINHABER:
Dr. med. Peter Schäferhoff
Köln

OBJEKTEINRICHTUNG:
Hagenauer GmbH, Immenstadt
Niederlassung Köln

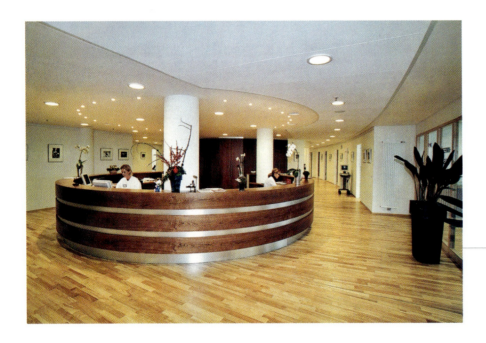

Die Firma Hagenauer Objekteinrichtungen GmbH hat folgende Bereiche realisiert:

- Feste Einrichtung
- Lose Möbel

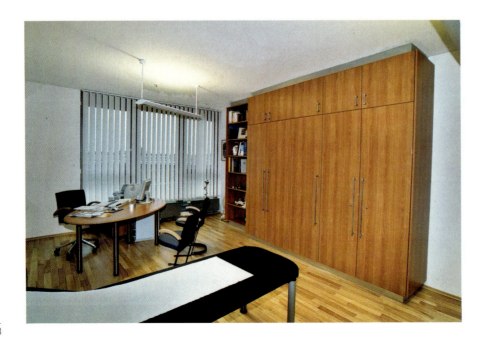

KÖLN

Die chirurgische Praxis für Orthopädie, Sportmedizin und Chirotherapie wurde in der MediaPark Klinik Köln neu situiert.

Die großzügige, geschwungene Empfangstheke, frei im Raum stehend, signalisiert dem Patienten Offenheit, Kommunikation - Willkommensein.
Das Materialkonzept lebt hier vom Zusammenspiel des hellen Laminatbodens mit dem eleganten Kirschbaumton der Möblierung und den kühlen Akzenten durch die Edelstahlbänder.

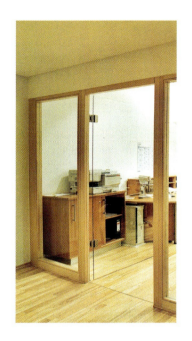

Glaswände lassen Tageslicht in die Innenbereiche vordringen, schaffen auch dort eine helle, freundliche Atmosphäre und sorgen zudem für "Durchblick" und Orientierung beim Patienten.

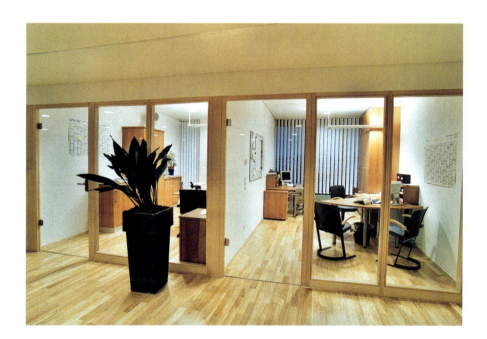

Die Besprechungszimmer bieten mit ihrer klaren, übersichtlichen Gestaltung viel Bewegungsfreiheit. Notwendige technische Ausstattung ist für den Patienten unsichtbar hinter Schranktüren verborgen. Die schnörkellose, schlichte Gestaltung der Möblierung gibt dem Patienten ein Gefühl von Kompetenz und Solidität bei der Behandlung.

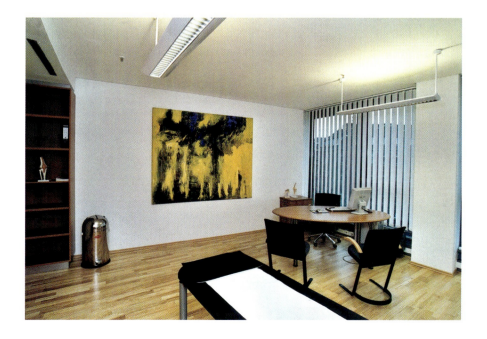

ZAHNARZTPRAXIS

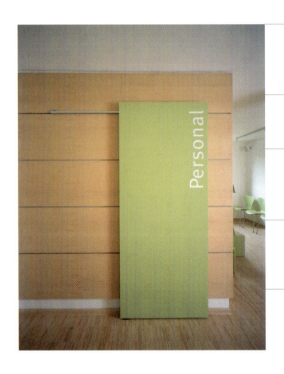
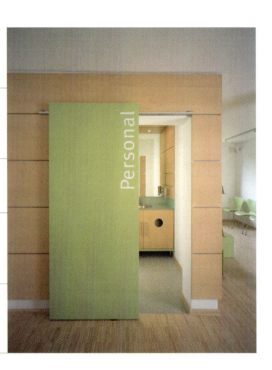

ARCHITEKT:
Maucher + Höß Architekten
Kempten

PROJEKTLEITUNG:
Christiane Maucher

DENTALPLANUNG:
Pluradent AG + Co. KG
Niederlassung Kempten

SCHREINERARBEITEN:
Schreinerei Fendt
Untrasried

FOTOARBEITEN:
Herman Rupp
Kempten

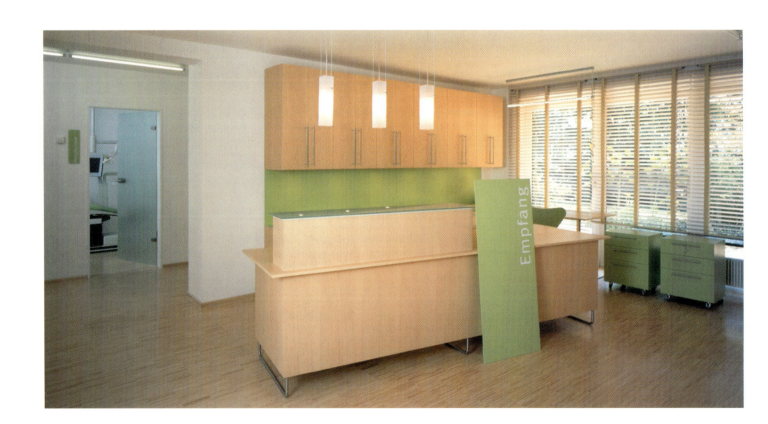

Gerade weil der Gang zum Zahnarzt nicht immer leicht fällt, sollte mit der Modernisierung der Räumlichkeiten eine freundliche und großzügige Atmosphäre geschaffen werden. Durch geeignete Materialwahl wie Ahorn bei den Möbeln und beim Bodenbelag, satiniertes Glas bei Türen und Arbeitsflächen, gebürsteter Edelstahl bei allen Accessoires wird dieser Eindruck verstärkt. Vor allem aber das kräftige Apfelgrün, das in allen Räumen vorherrscht, soll von den Zahnschmerzen ablenken.

Der Empfangsbereich ist der Mittelpunkt jeder Praxis. Deshalb steht er frei im Raum, ist von allen Seiten zugängig, und der erste Anlaufpunkt für den eintretenden Patienten. Zusammen mit Flur und Wartebereich ist hier eine offene Raumeinheit entstanden. Gegenüber verbergen sich in einer "Holzbox" die Sanitärzellen, die durch Schiebetüren vom übrigen Praxisgeschehen getrennt werden können. Die Wände der Holzkiste sind so konzipiert, dass sie sowohl Ablagen für Zeitschriften und Informationsmaterial, als auch den Kindertisch der Spielecke aufnehmen können.

Ebenso wichtig wie die Qualität der Gestaltung ist die Funktionalität. Beim Umbau der Praxis wurden durch Neuorganisation der Räume die Arbeitsabläufe optimiert. Die Behandlungszimmer sind im rückwärtigen Teil der Praxis mit dem Steri zusammengefasst, und durch den Arztflur vom öffentlichen Bereich getrennt. Mittelpunkt jeden Behandlungsraumes ist der apfelgrüne Zahnarztstuhl mit dem darüber schwebenden Lichtring. Auch die übrige Beleuchtung ist auf die einzelnen Funktionsbereiche abgestimmt: Leuchtstofflampen lassen den Flur hell und offen erscheinen, während die Halogenleuchten über der Theke und unter den Oberschränken für angenehm warmes Licht sorgen.

Leitmotiv der Neugestaltung der Zahnarztpraxis war Einfachheit im Konzept und im Detail.

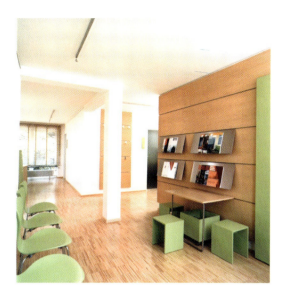

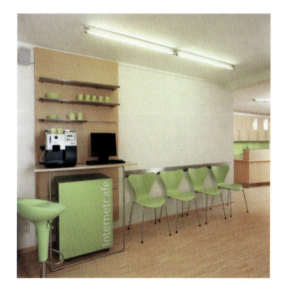

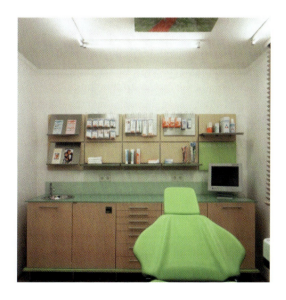

GESUNDHEITSZENTRUM

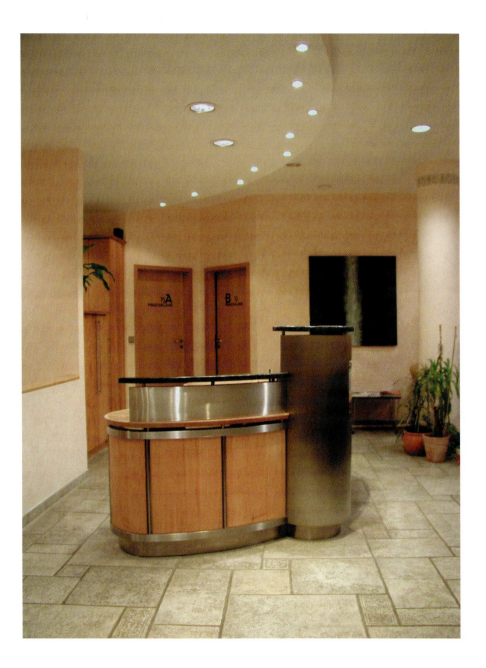

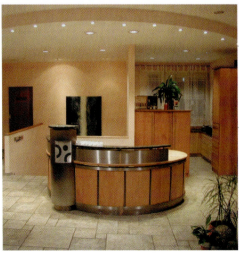

PLANUNG / AUSFÜHRUNG:
Schreinerei in der Walzmühle
Pertenstein

FOTOARBEITEN:
Szene 2, Himmer & Kafkoulas
München

EDELSTAHLARBEITEN:
Anning Kreckl

MÜNCHEN

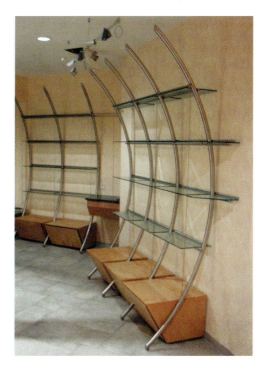

Die Erweiterung einer orthopädischen Praxis zu einem "Forum Gesundheit" bedeutet in diesem Fall das Angebot von speziellen Artikeln aus dem gesundheitlichen Bereich in einem angegliederten Shop.

Der gemeinsame Empfang stellt die räumliche Verbindung dieser beiden Bereiche dar, wobei das Zusammenspiel scheinbar widersprüchlicher Materialien den Reiz der Räumlichkeiten ausmacht.

In den individuell gefertigten Möbeln wird kalter Edelstahl mit warmem Ahornholz kombiniert und in vielen Details speziell ausgearbeitet. Die runde Formensprache aller Einrichtungsgegenstände nimmt dem Edelstahl die Härte und gibt den Räumen eine richtungsweisende Struktur. Aufgenommen in beleuchteten Deckenelementen bilden die Möbel Inseln und schaffen einzelne Bereiche, die Patienten und Kunden leiten.

Auffällige Präsentationsregale nehmen die gebogene Grundform in der Vertikalen auf und werden nicht erst durch die Bestückung zum Blick und Anhaltspunkt. Die hölzernen Grundkörper schaffen Stauraum und stellen die Basis der Konstruktion dar, während sich das Raumelement durch die Verwendung von satinierten Glasböden nach oben immer mehr aufzulösen scheint. Diese Objekte lösen die eigentliche Form des Raumes auf, der den Kunden somit förmlich umhüllt ohne ihn zu bedrängen.

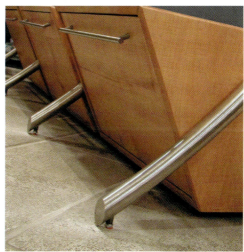

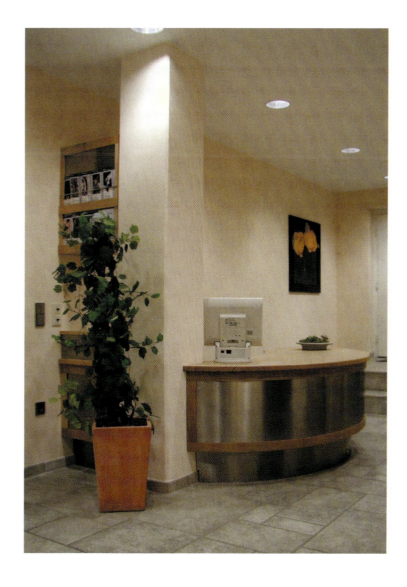

KLINIKUM

BAUHERR:
SRH-Gruppe
Stiftung Rehabilitation Heidelberg

ENTWURF / PLANUNG:
HPP Laage & Partner, Architekten und Generalplaner
Wolfgang Vögele, Michael G. Herwarth
Stuttgart

LICHTLÖSUNG:
Zumtobel Staff - Das Licht
Stuttgart

PROJEKTLEITUNG / FOTOARBEITEN:
Dipl.-Ing. Jochen Stüber
Hamburg

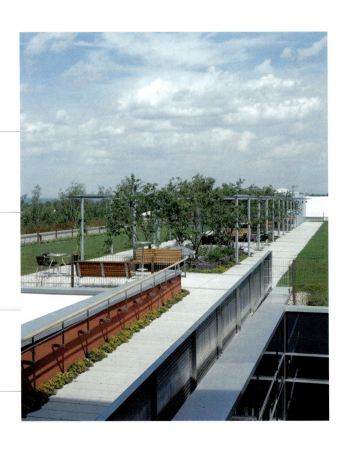

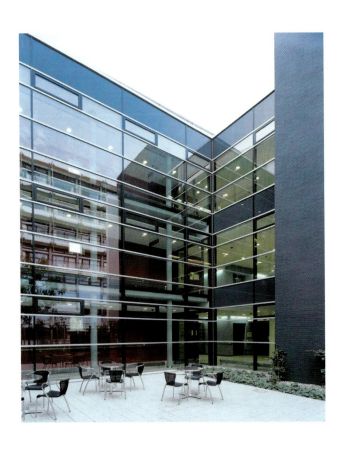

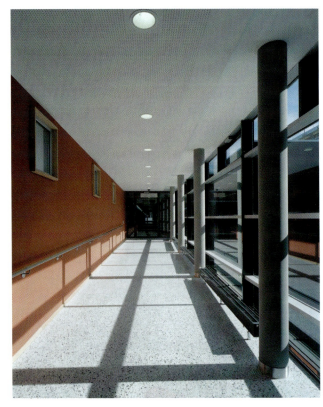

KARLSBAD-LANGENSTEINBACH

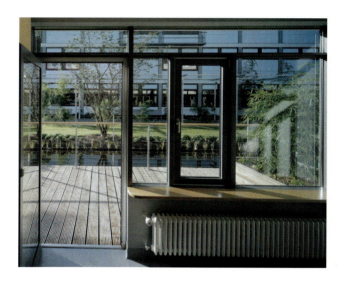
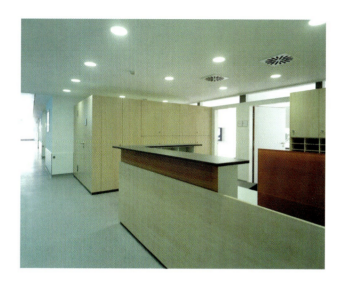
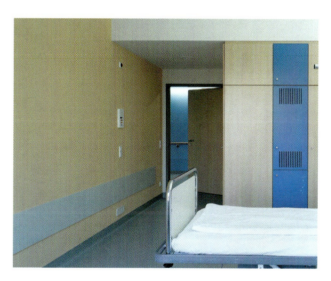
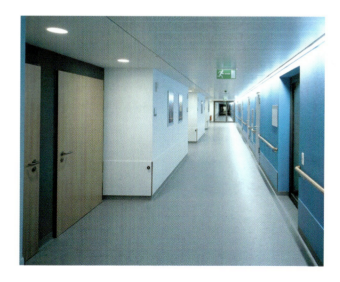

Mit diskretem Abstand zur umliegenden Bebauung wurde auf der Nordseite des bestehenden 10-geschossigen Hauses das neue Bettenhaus mit Intensivpflege und Endoskopie errichtet. Durch die moderne zurückhaltende Fassadengestaltung, bei der die Materialien des Bestandes aufgenommen wurden, ordnet sich der viergeschossige Baukörper in das Gesamtensemble ein. Die übernommene weiße Putzfassade wird durch Fensterbänder mit farbig hinterlegten Glasflächen und großflächige Glaselemente gegliedert.

Drei Farben und Materialien bestimmen das Gesamtkonzept des neuen Gebäudes. Aussen gibt die schwarz verklinkerte Sockelzone dem Baukörper Halt und lässt die weißen Putzfassaden scheinbar schweben. Im Inneren erfolgt die Anbindung an das bestehende Haus über einen einseitig verglasten Verbindungsgang, der zur optischen Trennung in einem dunklen Rotton als Akzentuierung gestaltet wurde. Dagegen zieht sich durch alle Geschosse, bis hinauf in den Dachgarten, eine blaue Kernzone und unterbricht die Länge der Krankenhausflure.

Auf den Etagen liegen sich jeweils zwei Stationen gegenüber. Dazwischen befindet sich die Nebenraumzone, die so von beiden Seiten auf kurzem Wege zugänglich ist. Der Pflegestützpunkt ist immer in der Stationsmitte angeordnet. Anlaufpunkt für die Patienten ist ein offener Tresen, der den Rotton des Verbindungsganges in Teilelementen wieder aufnimmt. Die raumhohe Verglasung der Flurenden und der Aufenthaltsbereiche leitet Tageslicht in die Innenräume für Patienten und Personal. In den Zimmern ist es den Patienten durch die niedrigen Fensterbrüstungen jederzeit möglich, ins Grüne zu schauen. Warme Farbtöne und Holzoberflächen bestimmen in diesen Räumen, unterstrichen durch atmosphärisches indirektes Licht, den Raumeindruck.

Ein absolutes Highlight ist der Patientengarten auf dem Dach. Die Dachfläche, normalerweise ungenutzt mit einer Kiesfläche belegt, bietet hier einen üppig begrünten Aufenthaltsbereich mit Sitzbänken, Liegewiese und Wegen zum Flanieren.

ÄRZTEHÄUSER / GESUNDHEITSZENTREN

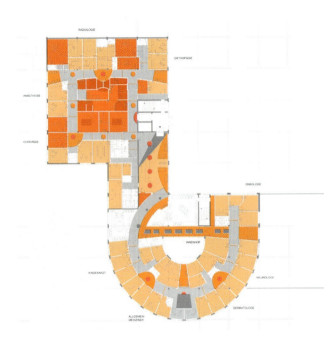

ENTWURFSPLANUNG:
ars architekten,
ludger schulten-von lücken - roger armbrüster
münster - haan (düsseldorf)

KONZEPT:
Praxisgemeinschaft mit
zentraler Anmeldung, Bad Laer 2000/2001

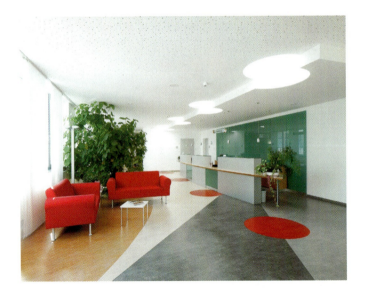

Farben, Formen und Licht sind die wesentlichen Aspekte in der Gestaltung des Gesundheitszentrums Bad Laer. Die dynamische Formensprache von Wänden, Bodengestaltung und Einrichtungselementen wird unterstützt durch den gezielten Einsatz von Farbe, während die farbigen Akzentpunkte des Bodens durch ihre Form und Anordnung den direkten Bezug zu den Hauptachsen der Lichtdecke herstellen. Durch das Zusammenspiel dieser Komponenten werden Zonen innerhalb des Gebäudes klar definiert.

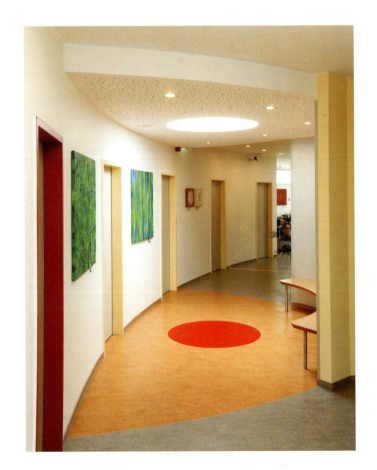

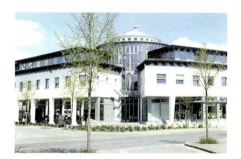 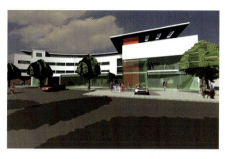 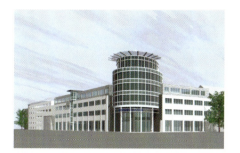

Einzelpraxen unter einem Dach
Damme, 1998 / 1999

Medizinische Einrichtung in Anbindung
an ein Einkaufszentrum
Münster, zur Zeit in Planung

Einzel- und Praxisgemeinschaften in
Anbindung an ein bestehendes
Krankenhaus, Wilhelmshaven 2001/2002

Die für Gesundheitszentren zukunftsweisende architektonische Gestaltung wird ganz auf die späteren Nutzungs- und Betriebszwecke ausgerichtet und fördert eine nachhaltige Wirtschaftlichkeit in Bezug auf die entstehende Raumnutzung, Personaleinsatz und damit verbundener Arbeitsorganisation.

Die Kombination unterschiedlicher medizinischer Einrichtungen, wie Ärztehäuser und Praxisgemeinschaften in Anbindung an die bestehende Infrastruktur einer Stadt oder Umgebung kann ebenso zur Grundlage eines Gesundheitszentrum werden, wie die gemeinschaftliche Nutzung mit öffentlichen Institutionen und Einrichtungen.

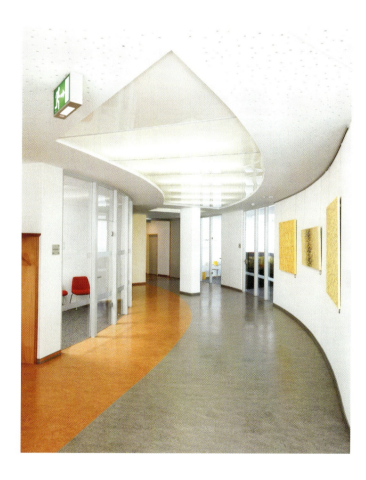 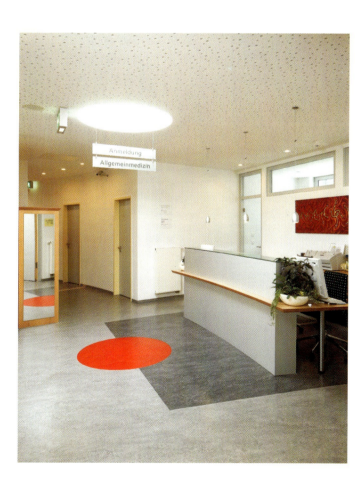

PRAXISKLINIK 2000

ARCHITEKTUR:
Architekturbüro Ferdinand Merkenthaler
Freiburg im Breisgau

ENTWURF / PLANUNG:
front office design, Christian Kohler AG
CH - Basel

OBJEKTEINRICHTUNG:
Vitra GmbH
Weil am Rhein

FOTOARBEITEN:
Marc Eggimann
CH - Basel

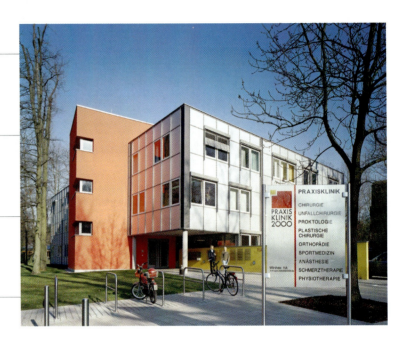

Das Konzept der Praxisklinik 2000 ist die Verbindung einer kassenärztlichen Praxis mit Privatpraxen und einer Physiotherapie zur Rehabilitation. Im Erdgeschoss befinden sich die kassenärztliche Praxis und die Rehabilitation, in den oberen Geschossen die Privatpraxen. Die Kooperation der spezialisierten Ärzte unterschiedlicher Fachrichtungen ermöglichen einen reibungslosen Ablauf und damit hohe Sicherheit und minimale Belastung für den Patienten.
Der kostenintensive Operationstrakt und der angeschlossene Bettentrakt werden von allen Fachärzten gemeinsam genutzt, wobei ein Großteil der operativen Eingriffe ambulant oder kurzstationär durchgeführt werden kann.

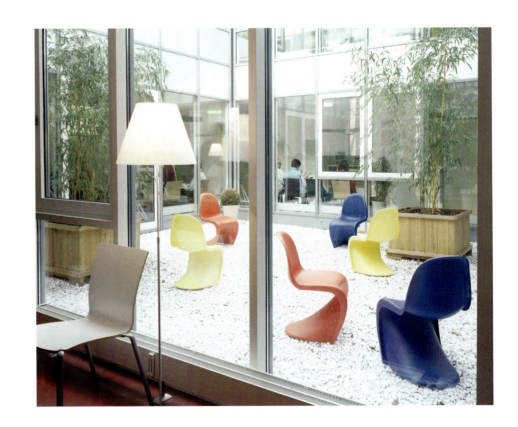

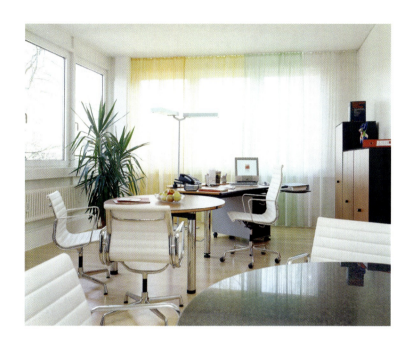

Obwohl die Organisationsstrukturen der einzelnen Arztpraxen im wesentlichen erhalten bleiben, ist in allen Bereichen eine durchgängige Gestaltungslinie zu erkennen. Leichtigkeit, Transparenz und Farbe standen im Vordergrund der Entwurfsplanung und schon von außen ist dieses Prinzip ersichtlich. Den Patienten empfängt eine farbige, erfrischende Stimmung anstelle der im medizinischen Bereich üblichen Farben weiß und grün. Bei der Raumgestaltung, insbesondere der Anmeldungen und Wartebereiche, wurde, anstelle von Wänden, eine offene Atmosphäre mit Glas und farbigen Stoffbahnen geschaffen. Diese transluzente Trennung ermöglicht die notwendige Intimität ohne direkte Barrieren darzustellen. Die Orientierung zum Innenhof gewährleistet neben der natürlichen Belichtung einen freien Blick nach außen und in die anderen offenen Bereiche des Hauses. Der Innenhof nimmt das Farbkonzept der Klinik durch die Möblierung auf und bietet den wartenden Patienten im Sommer eine angenehme Erfrischung. Die sieben Patientenzimmer für die stationäre Pflege haben alle den gleichen Standard, unterscheiden sich aber durch ihre Gestaltung. Der Patient hat individuell die Möglichkeit, das Zimmer mit der von ihm bevorzugten Atmosphäre zu wählen.

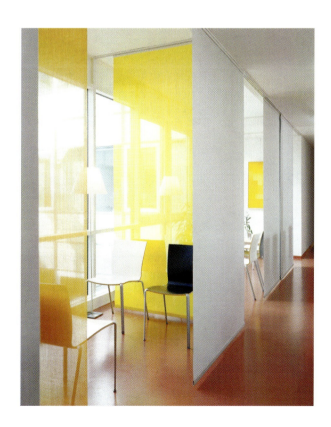

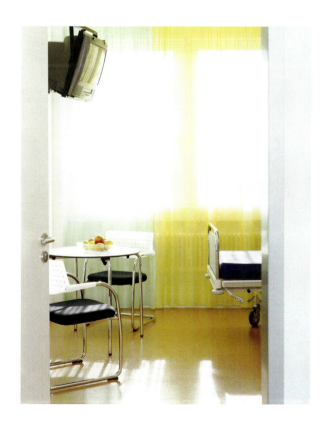

ZAHNARZTPRAXIS

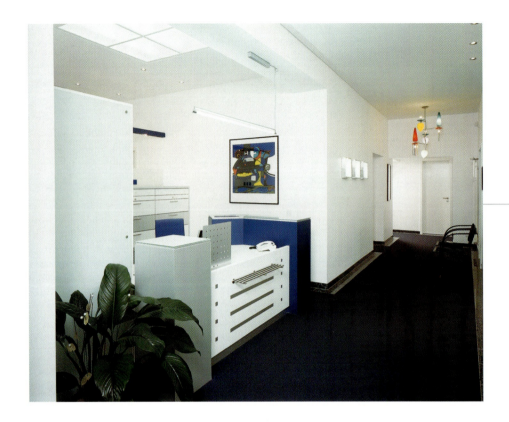

ENTWURF / UMSETZUNG:
delle design
Bad Sassendorf

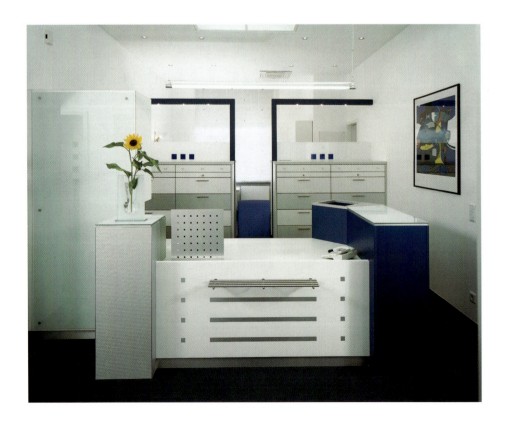

Der hier vorgestellte Entwurf einer zahnärztlichen Praxis empfängt den Patienten beim Betreten der Räume mit einer dezenten Farbneutralität. Durch den Einsatz leiser Farbigkeit richtet sich die Aufmerksamkeit vermehrt auf die klare, geometrische Formensprache, die verwendete Materialstimmung und die bewusst platzierten, akzentuierenden Details. Die Räumlichkeiten wirken gerade durch ihre Schlichtheit, da man ihnen anmerkt, dass bei der Gestaltung auf die sensible Ausformulierung der wesentlichen Dinge Wert gelegt wurde. Kein übergewichtetes Element stört das Gleichgewicht des Gesamtarrangements. Vor diesem ruhigen Hintergrund setzen ausgewählte Objekte besondere Akzente. Beispielsweise entfaltet der farbige Leuchter im Flurbereich auf diese Weise seine ausgeprägte, skulpturale Wirkung. Das Quadrat, als in sich ruhende Form und wiederkehrendes Gestaltungselement bestimmt und belebt den Charakter und die grafische Wirkung des stilvollen Designs.

MEISENHEIM

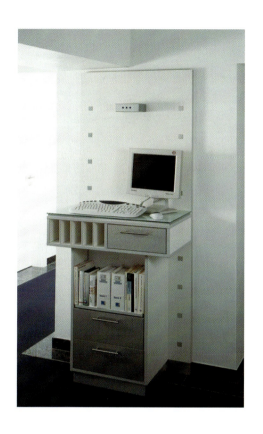

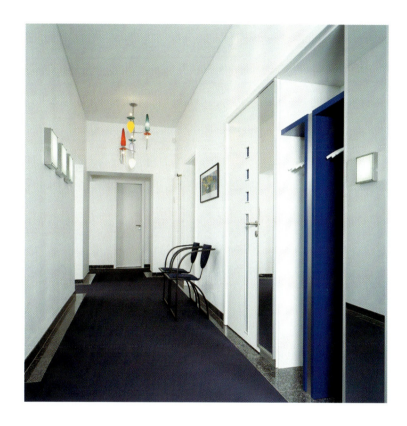

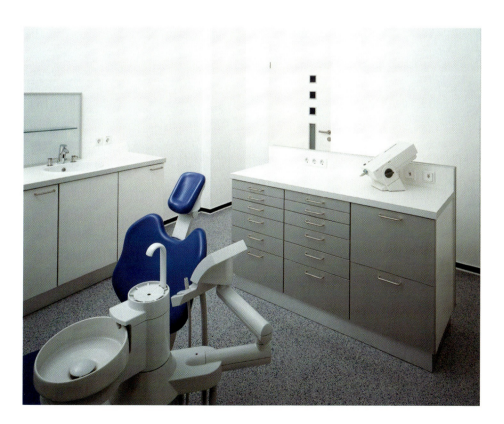

Für die Umgestaltung der Praxis wurde eine intelligente und budgetfreundliche Grundrisslösung erarbeitet, ohne wesentliche bauliche Veränderungen vorzunehmen. Dadurch konnte eine moderne Praxis auf einer Grundfläche von 175qm realisiert werden. Im vorderen Bereich befinden sich Wartezimmer, Patienten-WC's und der Empfang als zentrale Anlaufstelle. Hinter den eingestellten, transluzenten Glaswänden schließen sich Abrechnung und Teeküche an. Der Behandlungsbereich umfasst fünf Räume, die mit Tageslicht versorgt werden. In zentraler Position des rückwärtigen Gangbereiches befindet sich ein Infopoint, welcher als Anlaufpunkt für Ärzte und Mitarbeiter dient. Kleine Glasausschnitte in den Türen der Behandlungsräume ermöglichen die unkomplizierte Beurteilung der Zimmerbelegung. Tiefes Blau als Akzentfarbe suggeriert Entspannung, Ausgeglichenheit und Harmonie.

KINDERARZTPRAXIS

INNENARCHITEKTUR:
WKW - Warstein
Arno Konze

INNENAUSBAUBAU:
WKW - Hagen a.T.W.
F.-J. Schniederbernd

FOTOARBEITEN:
Henning Krause
Köln

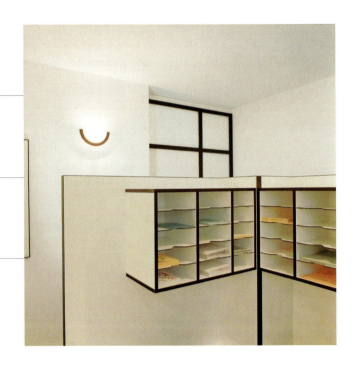

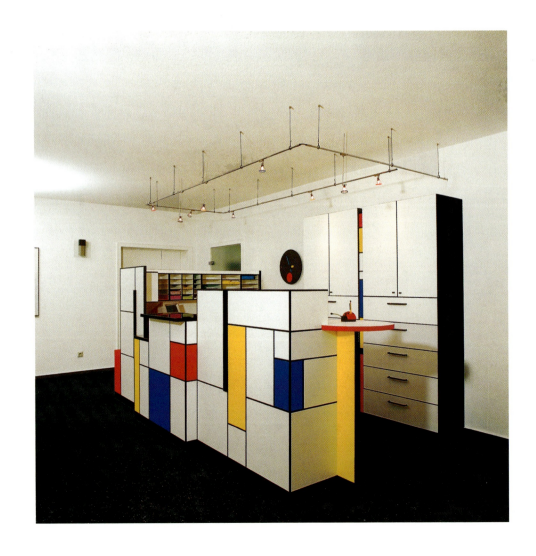

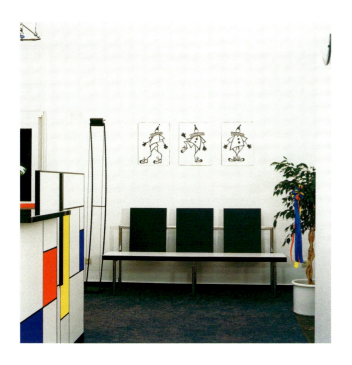
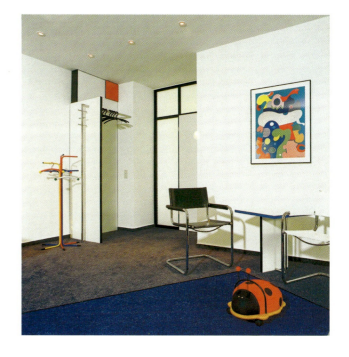

Kinder ordnen ihre Umwelt in ihrer Vorstellung nach geometrischen Grundformen - das kann man an ihren Zeichnungen sehen. Die vereinfachte Struktur ermöglicht das Erkennen von Zusammenhängen, indem das zunächst weniger Wichtige oder Interessante weggelassen wird. Mit dieser Weglassung arbeitete auch Piet Mondrian als Maler und Künstler zwischen den beiden Weltkriegen.
Diese Erkenntnis ist ebenfalls Ausgangspunkt der Planung dieser Kinderarztpraxis. Die Räumlichkeiten sollen eine Welt der Farben und einfachen Formen zeigen - eine Kinderwelt.
Zur Findung der Idee wurden erst einmal all die komplizierten Notwendigkeiten technischer und funktionaler Art zurückgestellt. Der Entwurf beginnt fast wie in den Kinderzeichnungen mit ersten Skizzen sozusagen - einkreisend als Spiel mit der Sache, die man erst zu greifen sucht. So gelangt man zu dieser Gestaltungsidee, in der sich dann alle komplexen technischen Vorgänge aus der Praxis überraschend fließend integrieren lassen. Ganz einfach.

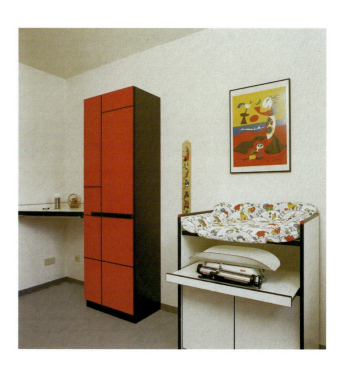

Praxis und Klinik

EPILOG

Individuelle Aufgabenstellungen erfordern die Erarbeitung individueller Lösungen.

Wie die vorangestellten Projekte und Fachbeiträge belegen, ist die Planung und Konzeption einer Praxis oder Klinik solch eine individuelle Aufgabe. Das Team aus Arzt und seinen Mitarbeitern ist in der Lage, die Planungsparameter klar zu definieren. Es verfügt über konkrete Kenntnisse und Erfahrungen der medizinischen Abläufe und der Erfordernisse des Praxisalltags.

Der Arzt hat neben seiner Aufgabe, den Patienten zu beraten und zu betreuen, auch unternehmerische Funktionen zu erfüllen. Er hat in verantwortungsvoller Weise seine Mitarbeiter zu führen und gleichzeitig für den wirtschaftlichen Erfolg seiner Praxis/Klinik Sorge zu tragen. Nur er kann dementsprechend die Eckdaten festlegen und Prioritäten setzen in Bezug auf die Ansprüche, die sein Unternehmen erfüllen soll. Der Arzt definiert, was ihm wichtig ist, wie er sich darstellen möchte und letztendlich auch, was er in einen Neu- oder Umbau investieren möchte.

All diese Komponenten zu vereinen und einer wohldurchdachten und gut strukturierten Konzeption zuzuführen, ist Aufgabe des Planers und Gestalters. Er ist der Spezialist, der in der Lage ist, Innenräume entsprechend dem gestellten Anforderungsprofil in funktionaler und gestalterischer Hinsicht zu optimieren. Nur er verfügt neben seiner Kreativität über die nötigen Fachkenntnisse, z. B. bezüglich Lichtplanung, Schallschutz, Statik, ...

Um eine dauerhaft funktionierende und erfolgreiche Praxis oder Klinik zu realisieren, erscheint es daher unumgänglich, das Arzt und Planer ihre jeweiligen Fachkenntnisse vereinen und zu einer optimierten, auf die individuellen Gegebenheiten abgestimmten und heutigen Standards entsprechenden Gesamtlösung zu führen.

Die aufgeführten Beiträge dieses Buches haben hoffentlich dazu beigetragen, das uralte Vorurteil, gute Planung sei teuer, abzubauen bzw. zu entkräften. Gerade das Gegenteil ist der Fall: gute Planung soll helfen, unnötige Kosten zu sparen, wie sie allzuoft aufgrund von Fehlinvestitionen oder mangels Kenntnis wichtiger Vorschriften entstehen.

Wir würden uns sehr freuen, wenn es uns gelungen sein sollte, einige Anregungen und Empfehlungen zu geben, die helfen, in Zukunft neue Innenräume im Bereich Praxis und Klinik entstehen zu lassen, die den Ärzten und ihren Mitarbeitern eine angenehmere Arbeitsatmosphäre bieten, den Patienten in ihrer besonderen Situation den Arztbesuch erleichtern und so dazu beitragen, wettbewerbsfähige und erfolgreiche Unternehmen entstehen zu lassen.

Die Autoren

PLANUNG UND ENTWURF

ars architekten 146/147
Ludger Schulten-von Lücken
Scheibenstraße 117
48153 Münster
fon: +49 / 251 / 4 82 82 70
fax: +49 / 251 / 4 82 82 71
e-mail: ms@ars-architekten.de
web: www.ars-architekten.de

Artec Architekten 20/21
Dipl. Ing. Gerd Kaut, Architekt BDA
Haspelstraße 20
35037 Marburg / Lahn
fon: +49 / 64 21 / 21 06 00
fax: +49 / 64 21 / 21 06 01
e-mail: artec@artec-architekten.de
web: www.artec-architekten.de

Atelier Centrale 114-117
Planung und Gestaltung
Ottenser Hauptstraße 39 A
22765 Hamburg
fon: +49 / 40 / 39 90 93 19
e-mail: info@atelier-centrale.de
web: www.atelier-centrale.de

BECHER & PARTNER 40-43
Architekten - Innen - Architekten
Wittelsbacherring 8
95444 Bayreuth
fon: +49 / 921 / 74 68 0
fax: +49 / 921 / 74 68 88
e-mail: info@becher-partner.de
web: www.becher-partner.de

Innenarchitektin 106/107
Michaela Beyenburg
Klarastraße 51
50823 Köln
fon: +49 / 221 / 9 40 36 39
fax: +49 / 221 / 9 40 36 03
e-mail: vdp-design@netcologne.de

blauhaus architekten 98/99
Mathias Hennig 120/121
Campestraße 10
90419 Nürnberg
fon: +49 / 911 / 39 37 35 8-0
fax: +49 / 911 / 39 37 35 8-19
e-mail: mail@blauhaus.net
web: www.blauhaus.net

B + K Bauplanung GmbH 76/77
Architekten Planer Ingenieure
Bahnhofstraße 26
32545 Bad Oeynhausen
fon: +49 / 57 31 / 17 64 0
fax: +49 / 57 31 / 17 64 20
e-mail: B-K_Bauplanung@t-online.de

delle design 26/27
innen-/architektur objekteinrichtung 92-95
In der Lander 37 150/151
59505 Bad Sassendorf
fon: +49 / 29 21 / 59 06-60
fax: +49 / 29 21 / 59 06-66
e-mail: info@delle-design.de
web: www.delle-design.de

dLeist - InnenArchitektur 44/45
Dirk Leist
Hermanstraße 58
40233 Düsseldorf
fon: +49 / 211 / 96 65 91 04
fax: +49 / 211 / 96 65 91 06
e-mail: info@dleist.de
web: www.dleist.de

front office design 148/149
Christian Kohler AG
Erlenstraße 15
CH 4058 Basel
fon: +41 / 61 683 30 33
fax: +41 / 61 683 30 31
e-mail: info@frontofficedesign.ch
web: www.frontofficedesign.ch

architektenbüro greb 46/47
wolfgang greb
virchowstraße 7
d-97072 würzburg
fon: +49 / 931 / 78 4o 93 o
fax: +49 / 931 / 78 4o 93 1
e-mail: info@architekt-greb.de
web: www.architekt-greb.de

haacke - innenarchitekten&designer 24/25
Dortmunder Landstraße 30
58313 Herdecke
fon: +49 / 23 30 / 74 85 3
fax: +49 / 23 30 / 74 85 4
e-mail: info@haacke-innenarchitekten.de
web: www.haache-innenarchitekten.de

hagenauer objekteinrichtungen GmbH
Niederlassung Köln 136/137
Von-Hünefeld-Straße 1 138/139
D-50829 Köln - Ossendorf
fon: +49 / 221 / 6501010-360
fax: +49 / 221 / 6501010-377
e-mail: info@hagenauer.de
web: www.hagenauer.de

hagenauer objekteinrichtungen GmbH
Firmensitz Immenstadt 136/137
Julis-Kunert-Straße 50 138/139
D-87509 Immenstadt
fon: +49 / 83 23 / 9605-0
fax: +49/ 83 23 / 960 5-55
e-mail: info@hagenauer.de
web: www.hagenauer.de

hillekamp + weber 78/79
architekturstudio
Sophienstraße 29
41065 Mönchengladbach
fon: +49 / 21 61 / 9 81 77-20
fax: +49 / 21 61 / 9 81 77 11
e-mail: info@hiwe.de
web: www.hiwe.de

holzinform 114-117
Tischlerei + Holzwerkstatt
Gutenbergring 43
22848 Norderstedt
fon: +49 / 40 / 5 27 68 61
fax: +49 / 40 / 5 27 68 46
e-mail: info@holz-inform.de
web: www.holz-inform.de

HPP Laage&Partner 68-71
Planungsgesellschaft mbH 144/145
Architekten und Generalplaner
Wolfgang Vögele & Michael G. Herwarth
Hohentwielstraße 41
70199 Stuttgart
fon: +49 / 07 11 / 9 64 19-0
fax: +49 / 07 11 / 6 49 36 83
e-mail: info@hpplaage.com
web: www.hpplaage.com

Innenarchitektin 106/107
Bettina Kerker
fon: +49 / 221 / 2 85 12 25
fax: +49 / 221 / 2 85 12 25
e-mail: NC-KerkerBe2@netcologne.de

PLANUNG UND ENTWURF

KEGGENHOFF |PARTNER 16/17
Innenarchitektur Architektur Design 128/129
Karlstraße 10
59755 Arnsberg - Neheim
fon: +49 / 29 32 / 90 28 66-0
fax: +49 / 29 32 / 90 28 66-6
e-mail: welcome@keggenhoff.de
web: www.keggenhoff.de

Lebens(t)räume gestalten 14/15
Schreinerei Alv Kintscher 84/85
Am Eisenberg 10
83679 Sachsenkam
fon: +49 / 80 21 / 8 88 60
fax: +49 / 80 21 / 8 88 66 6
e-mail: info@lebensraeume-gestalten.de
web: www.lebensraeume-gestalten.de

Planungsbüro 130/131
Marion Kosiek
Freie Innenarchitektin
Hohenzollernstraße 20
30161 Hannover
fon: +49 / 511 / 94 00 732
fax: +49 / 511 / 94 00 731
e-mail: mkosiek@yahoo.de

Lepel + Lepel 124/125
Architekten - Innenarchitekten
Großer Griechenmarkt 39
50676 Köln
fon: +49 / 221 / 24 05 50 5
fax: +49 / 221 / 24 05 50 6
e-mail: info@lepel-lepel.de
web: www.lepel-lepel.de

Lore Liebhart 14/15
RaumKonzepte 18/19
Förchenholzstraße 17
83646 Bad Tölz
fon: +49 / 80 41 / 7 55 83
fax: +49 / 80 41 / 7 55 43
e-mail: raum-konzepte@t-online.de

Lungwitz & Partner 126/127
Gestaltung
Kleinschmitthauser Weg 10 - 12
40468 Düsseldorf
fon: +49 / 211 / 41 94 95
fax: +49 / 211 / 41 99 98
e-mail: lungwitzundpartner@t-online.de
web: www.buero-lungwitz.de

MachArt 122/123
Tischlerei + Möbeldesign
Gabelsberger Straße 10
46238 Bottrop
fon: +49 / 20 41 / 76 06-10
fax: +49 / 20 41 / 76 06-11
e-mail: info@machart-gbr.de
web: www.machart-gbr.de

Maucher + Höß 140/141
Architekten
Beethovenstraße 7
87435 Kempten
fon: +49 / 831 / 96 01 53-0
fax: +49 / 831 / 56 15 93
e-mail: mh-arch@t-online.de
web: www.maucher-hoess-architekten.de

MHP 96/97
Huber, Maier + Partner
Architekten Innenarchitekten
Ansbacherstraße 4
80796 München
fon: +49 / 89 / 89 16 08 16
fax: +49 / 89 / 89 16 19 55
e-mail: info@MHP-Architekten.de
web: www.MHP-Architekten.de

PURPUR - WORKING LIVING 48/49
Büro für Innenarchitektur
Hanauer Landstraße 186
60314 Frankfurt am Main
fon: +49 / 69 / 96 21 94-0
fax: +49 / 69 / 96 21 94 22
e-mail: info@purpur.de
web: www.purpur.de

rabe - innenausbau GmbH 20/21
An der Marburger Straße 55 108/109
35117 Simtshausen
fon: +49 / 64 23 / 94 11 0
fax: +49 / 64 23 / 16 86
e-mail: rabe-innenausbau@t-online.de
web: www.rabe-innenausbau.de

Professor Bernd Rokahr 100/101
Innenarchitekten BDIA
Am Graswege 6
30169 Hannover
fon: +49 / 511 / 80 93 021
fax: +49 / 511 / 80 93 022
e-mail: kontakt@prof-bernd-rokahr.de
web: www.prof-bernd-rokahr.de

Jörg Schäfer GmbH 82/83
Generalunternehmen
Am-Kaiser-Friedrich-Bad 7
65183 Wiesbaden
fon: +49 / 611 / 95 07 266
fax: +49 / 611 / 95 07 267
e-mail: office@joerg-schaefer-architektur.de

Schausbreitner & Schlicker 104/105
Planungsbüro für Objekt- & Raumgestaltung
Bahnhofstraße 10a
54298 Igel bei Trier
fon: +49 / 65 01 / 1 62 20
fax: +49 / 65 01 / 1 85 83
e-mail: info@igel-design.de
web: www.igel-design.de

Jutta Scheld 52/53
Innenarchitekturbüro
Rolandstraße 39
52070 Aachen
fon: +49 / 241 / 91 19 91
fax: +49 / 241 / 91 19 92
e-mail: jutta.scheld@t-online.de
web: www.juttascheld.de

Schmidhuber + Partner 118/119
Architektur Innenarchitektur
Nederlinger Straße 21
80638 München
fon: +49 / 89 / 15 79 97 0
fax: +49 / 89 / 15 79 97 99
e-mail: SHP@Schmidhuber.de
web: www.schmidhuber.de

Architekturbüro Schmutzer 10-13
Dipl.-Ing. Micchael Schmutzer
Worbiser Straße 13
37115 Duderstadt
fon: +49 / 36071 / 82619
fax: +49 / 36071 / 82622
e-mail: mschmutzer@t-online.de

Schneider - Sedlaczek 50/51
Architekten Innenarchitektin
Burgmauer 4
50667 Köln
fon: +49 / 221 / 25 70 33-6
fax: +49 / 221 / 25 70 33-7
e-mail: architekten@schneider-sedlaczek.de
web: www.schneider-sedlaczek.de

PLANUNG UND ENTWURF

Schreinerei in der Walzmühle 142/143
Schloßstraße 21
83301 Pertenstein
fon: +49 / 86 69 / 76 06
fax: +49 / 86 69 / 78 0 28
e-mail: Walzmuehle@t-online.de
web: www.Schreinerei-in-der-Walzmuehle.de

Professor Rudolf Schricker 38/39
Innenarchitekt / Designer 54/55
Lauterburgstraße 7
70469 Stuttgart
fon: +49 / 711 / 81 71 53
fax: +49 / 711 / 81 79 98 6
e-mail: Professor.Schricker@t-online.de
web: www.Innenarchitektur-Schricker.de

sieger design 22/23
Schloss Harkotten
48336 Sassenberg
fon: +49 / 54 26 / 94 92 22
fax: +49 / 54 26 / 94 92 39
e-mail: info@sieger-design.com
web: www.sieger-design.com

Stöhr & Neu 80/81
Planen und Einrichten
Lange Straße 66
44137 Dortmund
fon: +49 / 231 / 16 37 34
fax: +49 / 231 / 16 37 35
e-mail: info@stoehr-neu.de
web: www.stoehr-neu.de

teamwerk architekten 72/73
Franz-Joseph-Straße 48
80801 München
fon: +49 / 89 / 28 80 56 57
fax: +49 / 89 / 28 80 56 59
e-mail: info@teamwerk-architekten.de
web: www.teamwerk-architekten.de

WKW - Hagen a.T.W. 10/11
Konzeptentwicklung Werkstätten 12/13
F.-J. Schniederbernd 74/75
Natruper Straße 80 152/153
49170 Hagen a.T.W.
fon: +49 / 54 05 / 89 02 74
fax: +49 / 54 05 / 89 02 75
e-mail: f-j.schniederbernd@wkw-objekteinrichtungen.de
web: www.wkw-objekteinrichtungen.de

WKW - Warstein Arno Konze 10/11
Innenarchitektur Gestaltung Lichtplanung 12/13
Spiekerecke 67 74/75
59581 Warstein 152/153
fon: +49 / 29 25 / 81 81 12
fax: +49 / 29 25 / 81 81 13
e-mail: arno.konze@wkw-objekteinrichtungen.de
web: www.wkw-objekteinrichtungen.de

Zink - Küsters 102/103
architekten
Wiesenstraße 24
71566 Althütte-Waldenweiler
fon: +49 / 71 83 / 4 11 03
fax: +49 / 71 83 / 4 11 05
e-mail: info@zink-kuesters.de
web: www.zink-kuesters.de

EGGER HOLZWERKSTOFFE

Mit ihren 14 Werken in vier Ländern Europas gehört die Firmengruppe EGGER zu den führenden Holzwerkstoffspezialisten in Europa. Das 1961 von Fritz Egger in St. Johann/Tirol gegründete und zur weltweit agierenden Firmengruppe ausgebaute Unternehmen hat sich seine Eigenständigkeit als Familienunternehmen und unternehmerische Freiheit trotz konsequentem Wachstums bewahren können. Über 4.700 Mitarbeiter tragen inzwischen zum kontinuierlichen Erfolg auf den Märkten bei.

Unter dem verpflichtenden Vorzeichen des "Wir machen mehr aus Holz" wird den Partnern aus Industrie, Handel sowie Architektur und Handwerk ein komplettes Systemprogramm moderner Holzwerkstoffe geboten, die sich durch hohe, gleichbleibende Qualität auszeichnen. Ein für alle Produktlinien durchgängiger Dekor- und Materialverbund gilt sowohl für Basisprodukte, als auch für dekorativ beschichtete Platten, Schichtstoffe und Kanten, Formingelemente, Möbelfertigteile und Laminatböden.

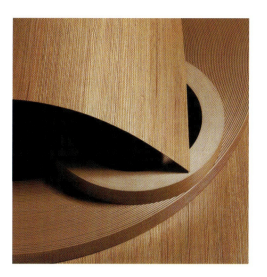

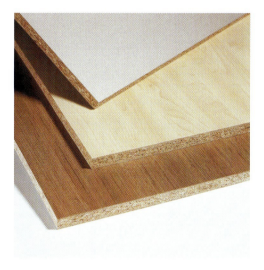

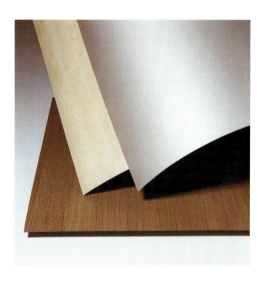

WIR MACHEN MEHR AUS HOLZ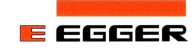

AUSFÜHRUNG UND FERTIGUNG

Big Lichtprojekte GmbH 48/49
Industriestraße 1
96129 Strullendorf
fon: +49 / 95 43 / 82 21 0

INGENIEURBÜRO BURGHART 40-43
ELEKTROTECHNIK
Ottilienstraße 5
90461 Nürnberg
fon: +49 / 911 / 46 80 06
fax: +49 / 911 / 46 80 09
e-mail: info@ib-burghart.de
web: www.ib-burghart.de

INGENIEURBÜRO Rudolf Degel 40-43
Prebrunnalle 6
93049 Regensburg
fon: +49 / 941 / 29 70 6 0
fax: +49 / 941 / 29 70 6 20
e-mail: ib-degel@t-online.de

Forbo Linoleum GmbH 76/77
Steubenstraße 27
33100 Paderborn
fon: + 49 / 52 51 / 50 1-0
fax: + 49 / 52 51 / 50 12 00
e-mail: info.germany@forbo.com
web: www.forbo-flooring.de

Fendt GmbH Schreinerei 140/141
Dorfstraße 7
87496 Untrasried
fon: +49 / 83 72 / 348
fax: +49 / 83 72 / 76 90

Gebr. Grothe GmbH Innenausbau 76/77
Bergkirchener Straße 353
32549 Bad Oeynhausen
fon: +49 / 57 34 / 22 30
fax: +49 / 57 34 / 37 48
e-mail: grothe-einbaumoebel@t-online.de
web: www.grothe-einbaumoebel.de

Hager Dentalvertrieb 72/73
Gabriele-Münter-Straße 3
82110 Germering

Thomas Hart Trockenausbau 24/25
Zum Gewerbepark 11
44532 Lünen
fon: +49 / 23 06 / 20 21 20
fax: +49 / 23 06 / 25 79 07

Olaf Hohnen 78/79
Handwerkliche Möbeltischlerei
Nelkenstraße 47
41066 Mönchengladbach

Ludwig Hodapp 82/83
Möbelwerkstätten
Poststraße 30 - 32
77728 Oppenau
fon: +49 / 78 04 / 97 69 0
fax: +49 / 78 04 / 97 69 20
e-mail: wh@hodapp-oppenau.de
web: www.hodapp-oppenau.de

Igel-Designwerkstatt 104/105
Bahnhofstraße 10a
54298 Igel
fon: +49 / 65 01 / 16 22-0
fax: +49 / 65 01 / 18 58 3
e-mail: info@igel-design.de
web: www.igel-design.de

Kolibri 16/17
e-mail: kolibri@lichtideen.de 128/129
web: www.lichtideen.de

Tischlerei Kuhl 50/51
Ernst-Reuter-Straße 18c
51427 Bergisch Gladbach
fon: +49 / 22 04 / 62 92 9
fax: +49 / 22 04 / 96 24 76
e-mail: service@kuhl-tischlerei.de
web: www.kuhl-tischlerei.de

Fußboden Laurenz 76/77
Schinkelstraße 78
59227 Ahlen
fon: +49 / 23 82 / 8074-0
fax: +49 / 23 82 / 8074-50

Ligro Lichttechnik 48/50
Waldstraße 23 - Gebäude B6
Gewerbepark "Waldpark"
63128 Dietzenbach
fon: +49 / 60 74 / 91 43 50
web: www.ligro-leuchten.de

Media Einrichtung GmbH 38/39
Marktredwitzer Straße 19
95700 Neusorg
fon: +49 / 92 34 / 60-0
fax: +49 / 92 34 / 60-149
web: www.ladenbau.de
e-mail: info@ladenbau.de

medical plus GmbH 106/107
Toyota-Allee 41
50858 Köln
fon: +49 / 22 34 / 9 33 38-0
fax: +49 / 22 34 / 9 33 38 22

Mille Fiori Pflanzengestaltung 84/85
Inh. Elisabeth Meier
Königsdorfer Straße 22
83646 Bad Tölz
fon: +49 / 80 41 / 69 39
fax: +49 / 80 41 / 75 21 8

Firma Elektro J. Organista GmbH 122/123
Aegidistraße 103
46240 Bottrop
fon: +49 / 20 41 / 3 49 15
fax: +49 / 20 41 / 98 97 16
e-mail: info@organista.de
web: www.organista.de

Hanna Patalas Lichtconsult 72/73
Radebergerweg 6
85748 Garching

Architekturbüro Plaß/ Kuchenreuther 38/39
Burgstraße 8
95707 Thiersheim
fon: +49 / 92 33 / 49 08
fax: +49 / 92 33 / 51 48

Pluradent AG + Co KG 140/141
Niederlassung Kempten
Sandstraße 8
87439 Kempten
fon: +49 / 831 / 52 355-0
fax: +49 / 831 / 52 3 55-49
e-mail: kempten@pluradent.de
web: www.pluradent.com

Dipl.-Ing.grad. Eugen Schimmel 40-43
Landschaftsarchitekturbüro
Auf der Haide 2
92665 Altenstadt
fon: +49 / 96 02 / 61 66 17
Fax: +49 / 96 02 / 61 66 18

Schreinerei Schilling 48/49
Vilbeler Landstraße 36
60386 Frankfurt
fon: +49 / 69 / 42 13 99

Ralf Schoorfs Innenarchitekt 126/127
Hafenstraße 7
47119 Duisburg
e-mail: r_scho@gmx.de

Architekturbüro D.J. Siegert 84/85
Flintkaserne 63 b
83646 Bad Tölz
fon: +49 / 80 41 / 78 24 10
fax: +49 / 80 41 / 78 24 11

Sirona Dental Depot 46/47
Marienstraße 76
90411 Nürnberg
fon: +49 / 911 / 52 14 318

Martin Strein 18/19
Schreinerei
Abrain 1
83646 Bad Tölz
fon: +49 / 80 41 / 74 09 38

Vitra GmbH 148/149
Charles-Eames-Straße 2
79576 Weil am Rhein
fon: +49 / 76 21 / 70 20
web: www.vitra.com

Melanie Watermann 126/127
Koslarer Straße 45
52457 Aldenhofen-Engelsdorf
e-mail: melanie.watermann@gmx.de

Zumtobel Staff Deutschland 64/65
Vertriebs GmbH - Zentrale 68-71
Grevenmarschstraße 74-78 144/145
32657 Lemgo
fon: +49 / 52 61 / 212-0
fax: +49 / 52 61 / 212-90 00
e-mail: info@zumtobelstaff.de
web: www.zumtobelstaff.de

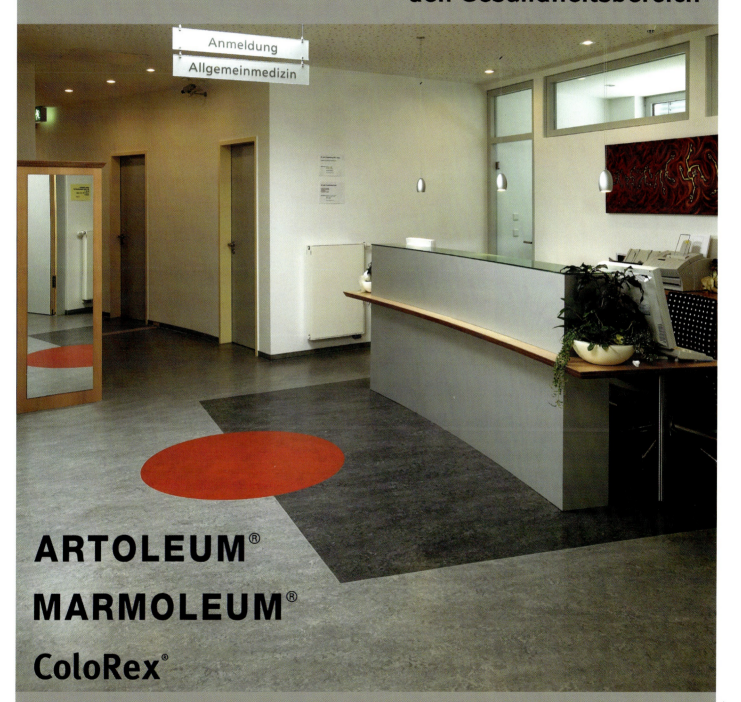

FOTOGRAFIEN UND BILDBEARBEITUNG

André Becker — 76/77, 98/99, 106/107, 126/127, 130/131
Robert-Koch-Straße 15
33813 Oerlinghausen
fon: +49 / 52 02 / 99 81 11
fax: +49 / 52 02 / 99 81 10
e-mail: andre@custompix.de
web: www.custompix.de

Markus Bollen Photography ! — 50/51
Froschpfad 9
51427 Bergisch Gladbach
fon: +49 / 22 04 / 22 22 0
fax: +49 / 22 04 / 67 54 7
e-mail: m.bollen@t-online.de
web: www.markusBollen.de

Andreas Borowski — 114-117
Fotograf
Meerweinstraße 10
22303 Hamburg
fon: +49 / 40 / 279 67 97
e-mail: A.Borowski@hamburg.de

Werner Breuhahn
Bildgestaltung
Kleinmarschierstraße 41
52062 Aachen
fon: +49 / 241 / 401 09 42
fax: +49 / 241 / 401 09 58

Fotostudio Peter Dorn — 80/81
Streiflicht
Lübecker Straße 32
44135 Dortmund
fon: +49 / 231 / 52 70 73
fax: +49 / 231 / 52 70 74
e-mail: foto-dorn@dokom.net
web: www.foto-dorn.de

Marc Eggimann — 148/149
Fotograf
Venedig Straße 35
CH - 4053 Basel
fon: +41 / 61 / 332 10 80
fax: +41 / 61 / 333 90 77
e-mail: m.eggimann@bluewin.ch

Hans Engels — 84/85
Fotograf
Döllingerstraße 33
80639 München
fon: +49 / 89 / 17 66 65
e-mail: foto@hans-engels.de
web: www.hans-engels.de

Rüdiger Glahs — 24/25
Fotodesign
Kornebachstraße 43
44143 Dortmund
fon: +49 / 02 31 / 586 12 81
fax: +49 / 02 31 / 586 12 81

Studio Giesen Digital — 44/45
Thomas Giesen
Weißenburgstraße 56
40476 Düsseldorf
fon: +49 / 211 / 44 02 89 1
e-mail: info@giesen-digital.de
web: www.giesen-digital.de

Frank Herrmann — 10-13, 108/109
Goldäckerstraße 28
70771 Leinfelden.Echterdingen
fon: +49 / 711 / 7970711
fax: +49 / 711 / 7970711

Marc Hindley — 38/39
Fritz-von-Graevenitz-Straße 8
70839 Gerlingen
fon: +49 / 173 / 3532625

Igelstudios — 104/105
Detemple Design GmbH
Im Bahnhof
54298 Igel
fon: +49 / 65 01 / 94 00-0 — 52/53

Simon Katzer — 118/119
Fotograf
Osterwaldstrasse 120
80805 München
fon: +49 / 89 / 12 74 95 00

Henning Krause — 74/75, 152/153
Bildarbeit
Lüdericherstraße 2-4
51105 Köln
fon: +49 / 221 / 5 34 77 62
fax: +49 / 221 / 5 34 77 63
e-mail: Henning.Krause@Bildarbeit.de
web: www.Bildarbeit.de

Rainer Krauss — 48/49
Fotograf
Gartenstraße 58
63225 Langen
fon: +49 / 61 03 / 92 37 47
web: www.blende13.de

Friedhelm Krischer — 128/129
e-mail: fotografie@freidhelmkrischer.de
web: www.objekt-foto.de

Heidi Obertreis — 102/103
Art - Director
Tälesweg 13
71566 Waldenweiler
fon: +49 / 71 83 / 42 80 72
fax: +49 / 71 83 / 42 80 71
e-mail: HEIDIOBERTREIS@aol.com

Profilstudios — 16/17
e-mail: profilstudios@web.de

Wolfgang Pulfer — 14/15
Fotograf
Pippinger Straße 26
81245 München
fon: +49 / 89 / 820 50 65

Simone Rosenberg — 72/73
Fotografie
Tal 40
80331 München

Lukas Roth Architekturfotografie — 124/125
Geisselstraße 55
50823 Köln
fon: +49 / 934 / 93-90
fax: +49 / 934 / 93-91
web: www.lukas-roth.de
e-mail: kontakt@lukas-roth.de

Foto Rupp — 140/141
Studio für Werbefotografie
Magnusstrasse 13a
87437 Kempten
fon: +49 / 831 / 56 49 69
e-mail: hermann.rupp@allgaeu.org
web: www.rupp-fotografie.de

Achim Schroten — 78/79
Fotografie
Dionysiusstraße 150
47798 Krefeld

Hans-Peter Schwarzenbach — 40-43
Fotodesign
Pfarr 13
95028 Hof
fon: +49 / 92 81 / 22 44
fax: +49 / 92 81 / 14 30 53
e-mail: post@fotodesign-schwarzenbach.de
web: www.fotodesign-schwarzenbach.de

Jochen Stüber — 68-71, 144/145
Objektfotografie
Bahrenfelder 93
22765 Hamburg

Szene 2 — 142/143
Himmer & Kafkonlas
Werbeagentur
Elisabethstraße 11
80796 München
fon: +49 / 89 / 44 49 96 11
fax: +49 / 89 / 44 49 96 10
e-mail: info@Szene2.de
web: www.Szene2.de

WICANDERS-Bodenbeläge
pflegeleicht – strapazierfähig – komfortabel

NEU: Kork und Farbe
Fragen Sie nach der revolutionären
New Colour Collection

Beispiel:
Wood-o-Floor (mit Holzoptik)

Strapazierfähige Nutzschicht:
langlebig und kratzfest.
Für die starke Beanspruchung

**Holz oder Korkfurnier
(natur oder farbig):**
zeitgemäße Optik

3 mm Kork-Mittellage:
hoher Geh- und Stehkomfort

CORKLOC-System:
schnell leimlos verlegt,
sofort begeh- und belastbar

Integrierte Kork-Dämmunterlage:
reduziert Raum- u. Trittschall

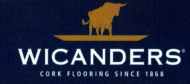

WICANDERS®
CORK FLOORING SINCE 1868

Für weitere Informationen fragen Sie keinen Arzt oder Apotheker sondern unsere Objektberater:

AMORIM Deutschland GmbH & Co. KG · Berner Str. 55 · 27751 Delmenhorst
Tel.: 0 42 21 / 5 93 01 · Fax: 0 42 21 / 5 93 50 · E-Mail: germany.ar.de@amorim.com · Internet: www.amorim-revestimentos.com

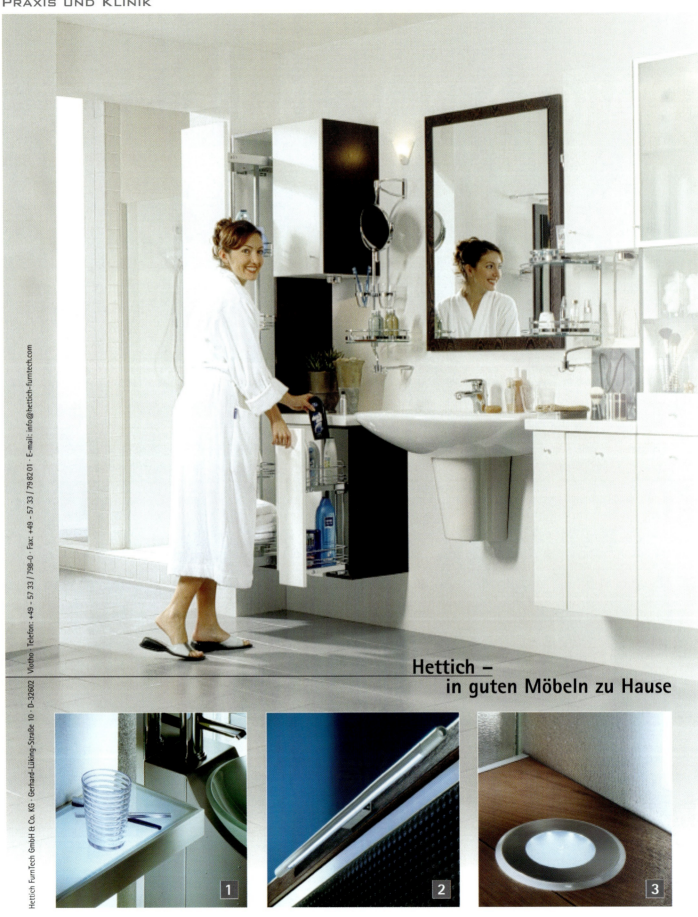

HETTICH BESCHLÄGE

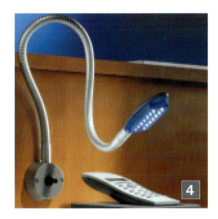

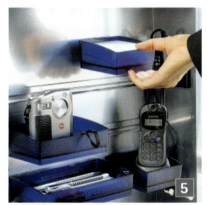

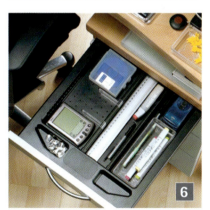

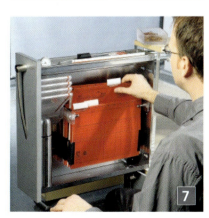

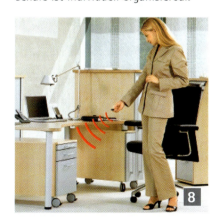

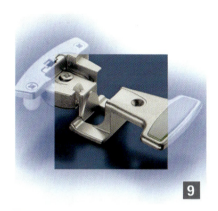

Individuell gestaltete Möbel fordern Technik bis ins letzte Detail.

1 Aluminium-Glasbodenleuchte Alu-Line setzt stimmungsvolle Akzente im Wohnbereich. Verdeckt montierte Glasbodenleuchte mit Aluminium-Rahmenprofil und satinierten Glasböden schafft effektvolle Ausleuchtungen nach oben und unten.

2 Möbel-Anbauleuchte Minisys Multi eignet sich für den Einsatz an Schränken, Regalböden, Boarden oder Paneelen.

3 LED-Einbauleuchte Floorpoint zaubert mit ihrer Einbautiefe von nur 6 mm farbige Lichtpunkte - wahlweise in weiß, blau oder amber - auf Laminatböden oder Wandpaneele.

4 LED Bett-/Leseleuchte Mambo wird entweder durch eine Klemme an beliebige Platten bis 40 mm Dicke oder mit 2 Schrauben an einer Platte oder Wand befestigt. 14 LEDs im Leuchtkopf sorgen für eine Leistung von 1,5 W.

5 Org@Tower - funktionale Organisation in der Vertikalschublade. Trendige transluzente Kunststoffschalen in unterschiedlichen Größen dienen im Org@Tower als multifunktionale Ablage. Ladegeräte oder Netzteile werden über die Steckdose gespeist.

6 OrgEvolution steht für clevere Organisationselemente - die Materialschale ist individuell organisierbar.

7 Hängemappen sind im Org@Tower praktisch untergebracht. Durch die in der Schublade beliebig steckbaren Universalhalter kann der Hängerahmen jedem international gebräuchlichen Mappenformat angepasst werden.

8 hettlock - die schlüssellose Evolution. Das digitale Möbelschließsystem "hettlock" läßt sich übergangslos in das Schließ- und Organisationssystem eines gesamten Gebäudekomplexes integrieren. Digitale Transpondertechnik in Perfektion.

9 Selekta Pro 2000 - das stabile Scharnier aus hochwertigem Druckguß ist extrem flach, bietet ein ansprechendes Design und sorgt für eine komfortable Montage. Aufklipstechnik, getrennte Montage von Topf- und Seitenteilen sowie die Auflagen- und Höhenverstellung sind weitere technische Vorteile.

Wir entwickeln, produzieren und vertreiben sehr erfolgreich Technik für Möbel.   www.hettich.com

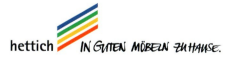

FACHLICHE AUSARBEITUNG

Bei der Erstellung dieses Buches möchten wir uns für die gute Zusammenarbeit und Unterstützung in fachlichen Beiträgen ganz herzlich bedanken.

DIE FREUNDLICHE UNTERSTÜTZUNG

Prof. Dipl. Ing. Rudolf Schricker
- Grundlagen der Gestaltung / Gestaltungspsychologie

Innenarchitekt BDIA / Designer
Lauterburgstrasse 7, 70469 Stuttgart
fon: +49 / 711 / 81 71 53   fax: +49 / 711 / 81 79 98 6
e-mail: Professor.Schricker@t-online.de
web: www.Innenarchitektur-Schricker.de

Dipl. Psychologe Torsten Braun mit Dipl. Ing. Patricia Vedder
- Licht als Therapie

Die Lichtplaner, Hans-Wolf-Strasse 19, 65556 Limburg/Staffel
fon: +49 / 64 31 / 98 30-0   fax: +49 / 6431 / 98 30 24
e-mail: Torsten.Braun@lichtplaner.com / limburg@lichtplaner.com
web: www.lichtplaner.com

Dr. med. Jörg Herrmann
- Hygienemanagement in Praxis und Klinik

Ärztlicher Leiter Antibiotikamanagement, Hopfenweg 39a, 26125 Oldenburg
Beratungszentrum für Hygiene GmbH Freiburg - BZH GmbH
Stühlingstrasse 21, 79106 Freiburg
fon: +49 / 761 / 20 26 78 16   fax: +49 / 761 / 20 26 78 28
web: www.bzh-freiburg.de

Katrin Brussa - Praxis-EDV

MEDISTAR Praxiscomputer GmbH / Öffentlichkeitsarbeit
Karl-Wiechert-Allee 64, 30625 Hannover
fon: +49 / 511 / 54 05-128   fax: +49 / 511 / 54 05-029
e-mail: KBrussa@medistar.de
web: www.medistar.de

Kai Bernhard und Heiko Körper
- Kostenmanagement in der Arztpraxis

MLP Finanzdienstleistungen AG
Vertriebsförderung Existenzgründung
Forum 7
69126 Heidelberg
fon: +49 / 62 21 / 308-82 70   fax: +49 / 62 21 / 308-82 71
e-mail: Kai.Uwe.Bernhard@Mlp-ag.com
         Heiko.Koerper@Mlp-ag.com

EIN BESONDERER DANK	Ein besonderer Dank gilt allen Planern, Innenarchitekten und Architekten, die durch die Bereitstellung aller Bildmaterialien und Unterlagen die Entstehung und Veröffentlichung dieses Buches ermöglicht haben. Für die freundliche Unterstützung und Beratung bei der Erstellung dieses Buches möchten wir nachfolgend Dankeschön sagen: André Becker, Daniela Blankschön, Anke und Peter Brauweiler, Jörg Bussmann, Reinhardt Delle, Gerhard Kleeberg, Arno Konze, Ralf Naber, Frank Nagel, Anke Preywisch und Franz-Josef Schniederbernd
HERAUSGEBER / BESTELLUNG	Büro für Innenarchitektur GbR Teichert & Steinberg Friedrich-Ebertstrasse 2 32120 Hiddenhausen fon/fax: +49 / 5221 / 179 579 www.praxisundklinik.de

PRAXIS UND KLINIK